Singaravel Chidambaranathan

Instrumentação em Prótese Parcial Fixa

Singaravel Chidambaranathan

Instrumentação em Prótese Parcial Fixa

ScienciaScripts

Cover image: www.ingimage.com

This book is a translation from the original published under ISBN 978-620-8-17146-9.

Publisher:
Sciencia Scripts
is a trademark of
Dodo Books Indian Ocean Ltd. and OmniScriptum S.R.L publishing group

120 High Road, East Finchley, London, N2 9ED, United Kingdom
Str. Armeneasca 28/1, office 1, Chisinau MD-2012, Republic of Moldova, Europe
Printed at: see last page
ISBN: 978-620-8-28172-4

INSTRUMENTAÇÃO
IN
PRÓTESE PARCIAL
FIXA

Prefácio

Instrumentação em prótese parcial fixa é um primeiro tipo de livro para estudantes de pós-graduação para se livrarem das perguntas feitas durante o exame prático. Os livros existentes são mais volumosos e mais difíceis de ler num só dia, o que é uma tarefa assustadora. Por isso, o objetivo é criar um livro de texto com base em manuais e artigos padrão. A linguagem é simples e facilmente compreensível.

Todos os capítulos foram mantidos numa linha regular e apenas o material absolutamente necessário foi incluído no texto. Além disso, optei por uma abordagem simples para fazer este livro, pelo que os estudantes podem compreender facilmente as perguntas e responder rapidamente durante o Viva no exame prático. Assim, esperamos que este livro seja um ativo inestimável para os leitores.

Agradeço comentários relativos a omissões e erros; críticas saudáveis relativas ao conteúdo e pensamentos críticos e sugestões para futuras edições.

Finalmente, os meus sinceros agradecimentos aos meus professores Dr. (Late).R.Julian, Dr.C.Thulasingam, Dr.E.Subramnaium e Dr.KSGA.Nasser e à minha família e amigos, sem o seu apoio, nada disto teria sido possível.

Dr. S.C.Ahila MDS

Professor, Departamento de Dentisteria Protética

Faculdade de Medicina Dentária SRM, Ramapuram, Chennai-89.

ahilac@srmist.edu.in

Conteúdo

1. INTRODUÇÃO

Desde o início dos tempos, os seres humanos têm vindo a conceber métodos de tratamento da dor oral e das doenças dentárias. Raízes, ervas e emplastros vegetais eram utilizados em muitas culturas primitivas como remédios simples para a dor oral.

Desde o século XVII que se criaram próteses que substituem os dentes naturais. As primeiras eram construídas a partir de ossos e dentes de animais. Com o passar do tempo e a disponibilidade de materiais como o marfim, a madrepérola e os metais para uso intra-oral, as próteses tornaram-se mais sofisticadas.

Até meados do século XVIII, a ciência médica mostrou pouco interesse pela saúde oral e pelas doenças dentárias. O primeiro livro de medicina dentária foi escrito em 1728. Este livro era uma acumulação de todos os factos científicos relacionados com a medicina dentária até essa data. Pierre Fauchard, um francês, foi o autor deste primeiro texto, que lhe valeu o título de "O pai da Medicina Dentária Moderna"

MEDICINA DENTÁRIA MODERNA

A primeira faculdade de medicina dentária foi criada em 1839, a Faculdade de Medicina Dentária de Baltimore. No final do século XIX, foi criada a regulamentação legal da profissão de dentista através das leis estatais sobre a prática da medicina dentária.

Muitos dentistas estavam a realizar os seus próprios procedimentos técnicos laboratoriais associados às suas práticas de negação. A necessidade de ajudar o dentista no desempenho dos aspectos laboratoriais da medicina dentária resultou na criação de um novo campo - a tecnologia de laboratório dentário.

Um dentista de Boston, conhecido pelas suas competências no fabrico de aparelhos dentários e cujos conhecimentos em matéria de laboratório dentário eram reconhecidos, criou o primeiro laboratório dentário comercial de que há registo, o Dt. W.H. Stowe abriu um laboratório dentário comercial para além do seu consultório dentário em 1883. Em 1887, o seu primo Frank.f. Eddy juntou-se a Stowe no seu novo empreendimento. Este laboratório, mais tarde conhecido como Stowe and Eddy, é geralmente reconhecido como o primeiro laboratório dentário comercial nos Estados Unidos, separado de um consultório dentário privado.

Os instrumentos para prótese parcial fixa podem ser geralmente classificados em dois. São eles os instrumentos clínicos e os equipamentos de laboratório,

2. CLASSIFICAÇÃO DOS INSTRUMENTOS

1. INSTRUMENTOS CLÍNICOS

1. Instrumentos de mão
2. Instrumentos rotativos
3. Instrumentos auxiliares

a. Instrumentos de mão

i. Instrumentos utilizados para examinar a boca e os dentes
ii. Instrumentos utilizados para cortar dentes e remover cáries
iii. Instrumentos utilizados para efetuar impressões
iv. Instrumentos utilizados para o isolamento
v. Instrumentos para misturar, cimentar e moldar materiais de restauração.

b. Instrumentos rotativos

i. Instrumentos utilizados para segurar as brocas de corte
Airotor
Peças de mão de baixa velocidade } Peças de mão
ii. Instrumentos utilizados para cortar
Brocas e pedras

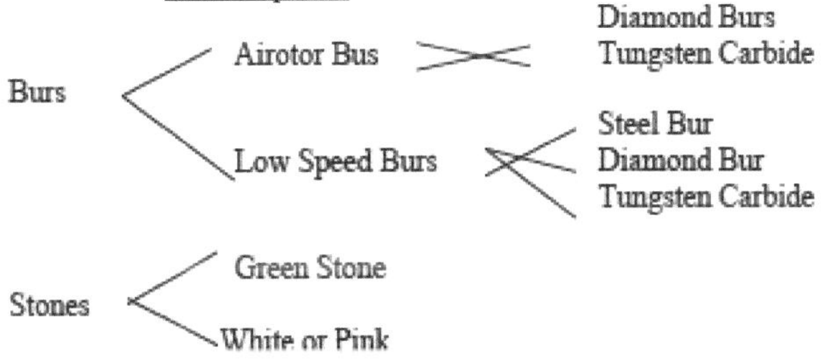

c) Instrumentos de acabamento

1. Brocas e pontas
2. Discos
3. Tiras abrasivas

d) Instrumentos utilizados para a restauração de dentes tratados endodonticamente

a. Instrumentos de mão - Puxadores
b. Instrumentos rotativos - Escareador Peeso e berbequim Gates Glidden

ii. INSTRUMENTOS DE LABORATÓRIO

1. Instrumentos utilizados na preparação de moldes e matrizes de vazamento
2. Instrumentos utilizados para a montagem do molde
3. Instrumentos utilizados para preparar o molde de cera
4. Instrumentos utilizados nos processos de fundição

a. Investir
b. Queimadura
c. Fundição
d. Limpeza
e. Acabamento e polimento

5. Instrumentos utilizados para a preparação de coroas de porcelana
6. Instrumentos utilizados na preparação de coroas acrílicas

3. INSTRUMENTOS CLÍNICOS

INSTRUMENTOS MANUAIS

INSTRUMENTO UTILIZADO PARA EXAMINAR A BOCA E OS DENTES

A. ESPELHOS PARA A BOCA

Estes variam em tamanho e, embora os espelhos planos sejam mais frequentemente utilizados e preferidos para a maioria dos procedimentos, também existem espelhos côncavos. Os dois tipos principais são os espelhos reflectores de superfície posterior e de superfície anterior. O primeiro tem a superfície reflectora por baixo do vidro, de modo que a imagem é vista através da espessura do vidro duas vezes. Isto pode produzir uma imagem dupla quando é necessário olhar para o espelho de um ângulo, mas a superfície de vidro significa que é resistente a danos. O espelho retrovisor é utilizado para fins gerais e para recolher a língua e os controlos. Os espelhos frontais produzem uma imagem mais nítida, especialmente em ângulos, e são utilizados para exames pormenorizados.

B. PROBES

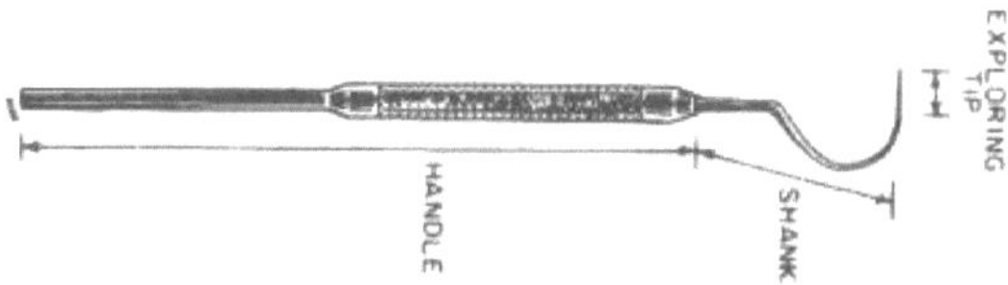

São utilizadas para a identificação física de lesões dentárias. Qualquer sonda ou explorador é formado por três partes: o cabo, que é reto com serrilhas, a haste, que é lisa e pode ter curvatura ou um ou mais ângulos, e a exploração. A ponta é pontiaguda e deve ser verificada e afiada com frequência.

A sonda reta (na realidade dobrada, mas chamada reta em contraste com as muitas variedades curvas) é utilizada para vários fins, incluindo a verificação das margens das restaurações e o exame de cáries na dentina durante a preparação da cavidade. A sonda Briault é outra sonda afiada, cujo desenho melhora o acesso à junção esmalte-dentina durante a preparação da cavidade. Muitos operadores utilizam esta sonda para a deteção de cálculos subgengivais. A sonda periodontal é romba ou tem uma pequena bola na extremidade. Está marcada com graduações tais como 1, 2, 3, 5, 7, 8, 9 e para medir a profundidade de 10 mm das bolsas periodontais. Estão disponíveis duas outras sondas. São as sondas de furca, que são utilizadas para identificar o envolvimento da furca e têm uma esfera de 0,5 mm na ponta da sonda CPITN e marcações milimétricas de 3,5, 8,5 e 11,5 milímetros e código de cores de 3,5 a 3,5 mm.

C. TUBARÕES

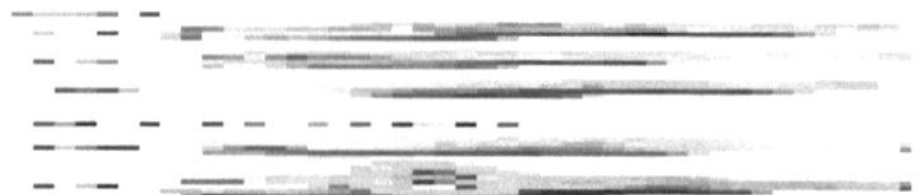

Estes são também chamados de alicates de algodão. São utilizados para secar a zona do dente. A utilização de uma seringa de ar e de um par de pinças, que transportam e seguram bolinhas de algodão para secar o dente.

D. ESCALAS

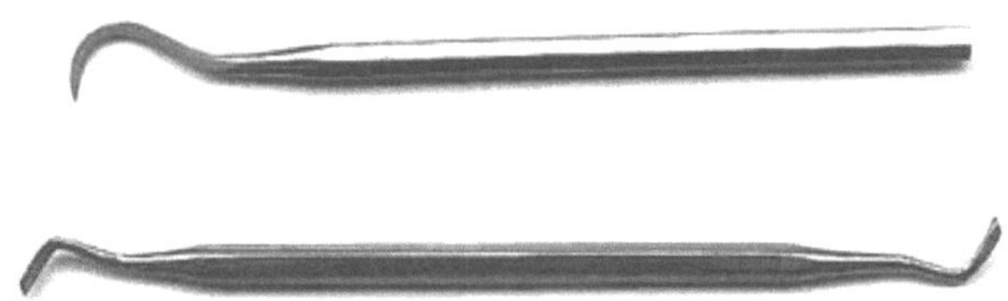

São utilizados para remover o cálculo supra-gengival e sub-gengival e outros depósitos dos dentes. Também são úteis para remover coroas provisórias.

E. TORRE DE LUZ

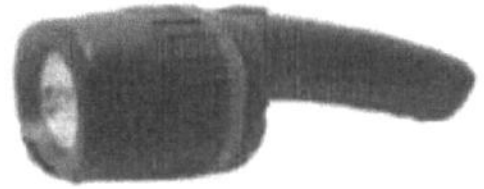

Para iluminar a área a examinar, são utilizadas luzes a pilhas fixadas na peça de mão ou no espelho bucal.

2. INSTRUMENTOS UTILIZADOS PARA O ISOLAMENTO E A RETRACÇÃO

a. ROLOS DE ALGODÃO E BOLACHAS DE CELULOSE

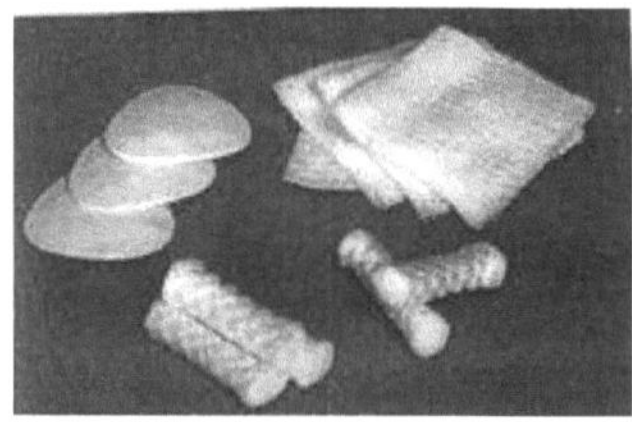

Estes são utilizados para isolar a área à volta do dente. Os absorventes são alternativas de isolamento quando se aplicam diques de borracha, os suportes de rolos de algodão podem retrair ligeiramente os controlos e a língua dos dentes, o que melhora o acesso e a visibilidade,

Colocação de um rolo de algodão de tamanho médio na fachada

l vestíbulo isola os dentes superiores colocando um rolo de algodão de tamanho médio no vestíbulo e um maior entre os dentes e a língua isola os dentes mandibulares.

b. ESCUDOS PARA A GARGANTA

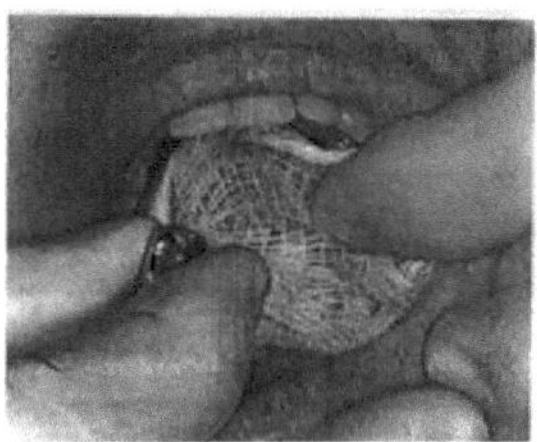

Os protectores da garganta são indicados quando existe o perigo de aspirar ou engolir pequenos objectos. Isto é particularmente importante quando se tratam dentes da arcada maxilar. Uma esponja de calibre (2 x 2) desdobrada e espalhada sobre a boca é útil para recuperar pequenos objectos, como uma restauração indireta, caso esta caia.

C) VÁCUO DE GRANDE VOLUME

O dispositivo é extremamente útil durante a fase de preparação e é mais eficazmente utilizado com um assistente. Quando utilizado por um assistente experiente, é um excelente retractor labial, enquanto o operador utiliza um espelho para retrair e proteger a língua.

D) EJECTOR DE SALIVA

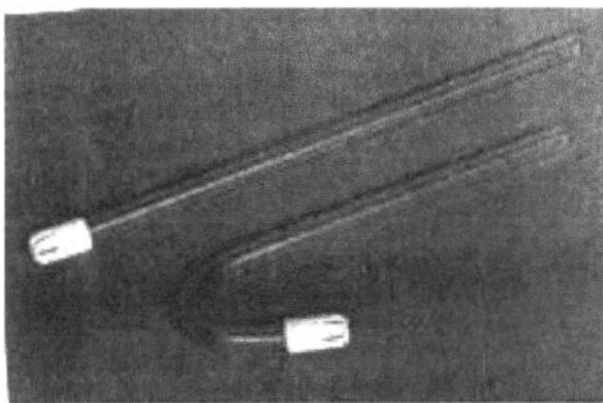

Pode ser utilizado sem um assistente. É mais útil como adjuvante da evacuação de grande volume, mas pode ser usado sozinho, para a arcada maxilar. É colocado no canto da boca oposto ao quadrante que está a ser operado e a cabeça do doente é virada na direção do ejetor de saliva. Também pode ser utilizado de forma muito eficaz na arcada maxilar para moldagem e cimentação e simplesmente adicionando rolos de algodão no vestíbulo facial aos dentes que estão a ser isolados.

F) SVEDOPTER

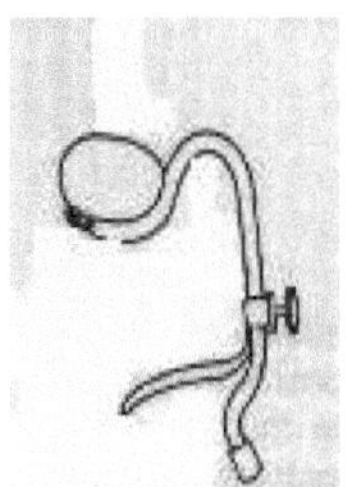

Para o isolamento e a evacuação dos dentes mandibulares, este ejetor de saliva metálico com deflector de língua acoplado é excelente. Pode ser utilizado sem rolos de algodão durante a fase de preparação com um espelho bucal como retractor labial. A adição de rolos de algodão faciais e linguais proporciona um excelente controlo da língua e o isolamento necessário para a moldagem ou cimentação. É mais eficaz quando é utilizado com o doente numa posição quase vertical.

O acesso às superfícies linguais dos dentes mandibulares é limitado. Uma vez que o dispositivo é feito de metal, é necessário ter cuidado para evitar ferir o tecido sensível do pavimento da boca. Deve ser evitada a seleção de um deflector de grandes dimensões. Este poderia ser cortado no palato acima ou no reflexo de vómito. A lâmina de tamanho médio parece funcionar melhor na maioria das bocas. Para obter um melhor posicionamento do Svedopter, este deve ser colocado no braço do doente. Isto dá ao doente a segurança de ter o tubo firmemente sob o seu controlo.

G) EJECTOR DE VÁCUO

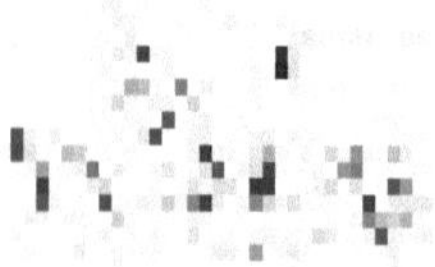

O controlo da língua e a evacuação de grandes volumes são combinados com um bloco de mordida no dispositivo de evacuação, facilitando a remoção de grandes volumes para o operador que trabalha sozinho ou com um assistente. Os deflectores da língua são feitos de plástico, pelo que há muito pouco perigo de lesão por choque com os tecidos. Funciona bem para dentes maxilares ou mandibulares com o paciente em qualquer posição conveniente. É especialmente útil para a preparação dos dentes com um espelho bucal utilizado para a retração dos lábios. Além disso, fornece certamente o campo seco e isolado adequado para impressões e cimentação.

H) ESPELHO BUCAL E PONTA DO EVACUADOR

Uma função secundária do espelho e da ponta de evacuação é retrair a bochecha, o lábio e a língua. Isto é particularmente importante quando não é utilizado um dique de borracha.

I) RETRACTOR DE BOCHECHA

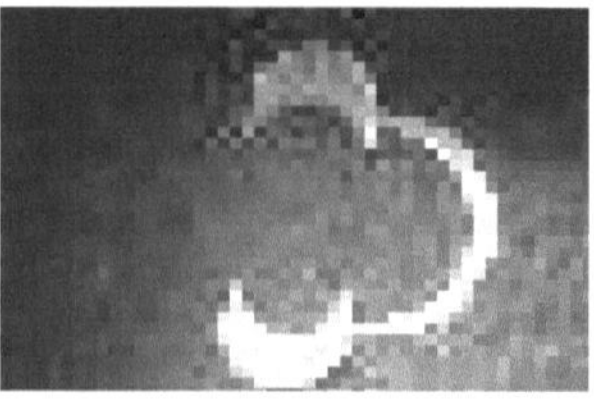

Estas estão disponíveis em diferentes tamanhos e formas. São feitas de plástico e são flexíveis. São utilizados principalmente para isolar os dentes para procedimentos de simulação.

J) PROPULSO DA BOCA

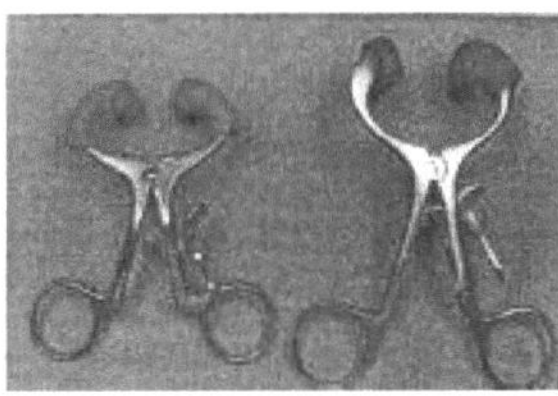

Um adereço deve estabelecer e manter uma abertura adequada da boca, o que frequentemente provoca fadiga e, por vezes, dor. Deve ser adaptável a todas as bocas e capaz de ser facilmente posicionado sem qualquer desconforto. Deve ser ajustável, estável, facilmente removível e esterilizável.

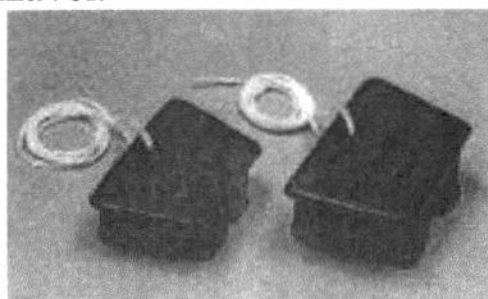

Estão geralmente disponíveis como tipo de bloco ou tipo de roquete. Embora o tipo de catraca seja ajustável, o seu tamanho e custo são desvantagens. A comodidade e o custo do tipo de bloco permitem a sua utilização na maioria dos procedimentos operatórios.

K) BARRAGEM DE BORRACHA

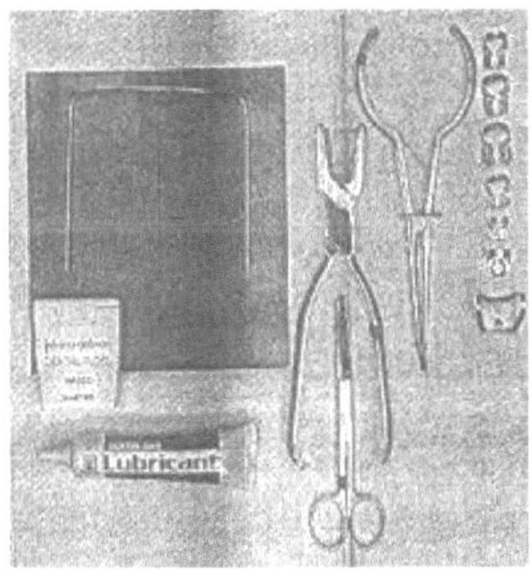

1) BARRAGEM DE BORRACHA

É fornecida em folhas quadradas de 15 cm já cortadas. A borracha é resistente à rutura e agarra bem os dentes e retrai o tecido gengival. É preferível uma cor escura (verde, azul ou preto), porque contrasta bem com os dentes.

2) PUNÇÃO DE BORRACHA

Os punções têm orifícios de diferentes diâmetros: quanto maior for o orifício, mais fácil será esticá-lo sobre um dente; quanto mais pequeno for o orifício, mais apertado será o punho.

3) CARIMBO DE BARRAGEM DE BORRACHA

O carimbo do dique de borracha para marcar a posição dos furos. Este carimbo deve produzir uma série de pontos na borracha correspondentes à posição média dos dentes. Quando o dique está em posição, deve chegar até à marcação imediatamente abaixo do nariz do doente, cobrindo assim a boca mas não o nariz.

4) BRAÇADEIRAS DE BORRACHA PARA DIQUES

Trata-se de clipes metálicos que se encaixam no colo do dente e mantêm o dique de borracha em posição. Podem ocasionalmente ajudar a proporcionar retração gengival.

5) PINÇA DE BORRACHA PARA BARRAGEM

Um instrumento para colocar, ajustar e remover grampos.

6) LUBRIFICANTE PARA DIQUES DE BORRACHA

Para o efeito, é fornecido um gel à base de água, mas o creme de barbear sem pincel é igualmente adequado.

7) SUPORTE OU ARMAÇÃO DO DIQUE DE BORRACHA

Isto segura a extremidade livre da borracha e impede-a de cair na boca ou contra o rosto do doente.

3. INSTRUMENTOS UTILIZADOS PARA CORTAR E REMOVER CÁRIES

INSTRUMENTOS DE CORTE MANUAL

Cada instrumento de corte manual tem as seguintes partes. A haste que serve de cabo é reta e, geralmente, não tem variações de tamanho. Pode ser serrilhada para aumentar o atrito para agarrar a mão.

A haste, que liga o eixo à lâmina ou ao ponto de trabalho. Normalmente, afunila desde a sua ligação com a haste até ao início da lâmina. É aqui que pode ser colocada qualquer angulação no instrumento.

A lâmina é a parte do instrumento que contém o gume. Começa no ângulo, se existir um ângulo na haste, ou no último ângulo, se existir mais do que um ângulo na haste, ou no ponto onde termina a haste. A lâmina termina no gume.

A aresta de corte é a parte ativa do instrumento. O ângulo da lâmina é definido como o ângulo entre o eixo longo da lâmina e o eixo longo do veio, e o ângulo da aresta de corte é definido como um ângulo entre a margem da aresta de corte e o eixo longo do veio.

A) NOMENCLATURA DOS INSTRUMENTOS

G.V. Black descreve uma forma de nomear um instrumento dentário.

1. A ordem indica o objetivo do instrumento Exemplo: Escavadora.
2) A subordem indica a posição ou o modo de utilização do instrumento. Exemplo: empurrar ou puxar.
3. a classe descreve a forma da lâmina Exemplo: machado, cinzel.

B) FÓRMULA DO INSTRUMENTO

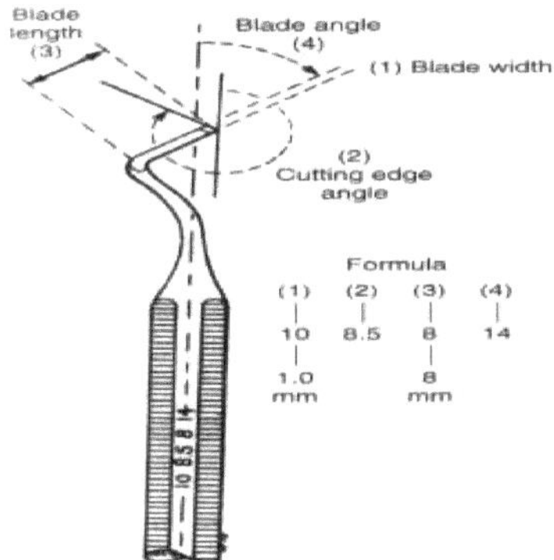

Para descrever com exatidão as partes de um instrumento, é necessário indicar três medidas, todas expressas no sistema métrico. Estas medidas estão gravadas num dos lados do eixo do instrumento, na seguinte sequência

1. a largura da lâmina em décimos de milímetros.
2. o comprimento da lâmina em milímetros.
3. o ângulo da lâmina em graus centígrados.

Para os instrumentos com arestas de corte que não formem um ângulo reto em relação ao eixo longo da lâmina, é utilizada a fórmula da quarta unidade e da terceira unidade. Este número adicional é expresso em graus centígrados e representa o ângulo formado entre o gume e o eixo longo do cabo. É colocado na segunda posição da fórmula, ou seja, antes do comprimento da lâmina.

C) CONCEPÇÃO DO INSTRUMENTO

Os instrumentos de mão são feitos de aço inoxidável, aço carbono ou lâminas de carboneto de tungsténio soldadas a um cabo de aço. As lâminas de carboneto são, no entanto, as mais eficazes no corte, embora sejam um pouco frágeis.

1) EXCAVADORES

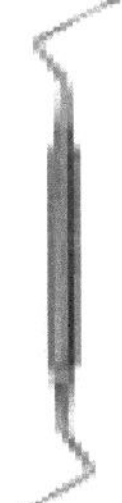

Estas são utilizadas para remover dentina amolecida e obturações temporárias. A parte posterior da lâmina também pode ser utilizada para colocar revestimentos e, por vezes, são utilizadas para esculpir amálgama. Têm uma lâmina discoide ou ovoide, cuja margem é biselada para obter um gume afiado.

2) CINZÉIS, MACHADOS E ENXADAS

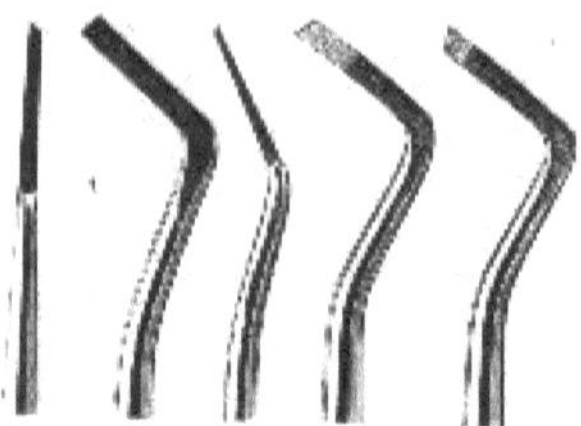

Os cinzéis rectos e angulares são utilizados para partir o esmalte sem suporte. Talvez o cinzel mais útil seja o aparador de margem gengival. Trata-se de um instrumento de duas extremidades com lâminas curvas e um bordo de corte inclinado. É utilizado para aparar a margem de pequenas cavidades que se ajustam a outros dentes quando o acesso a instrumentos rotativos é limitado.

As machadinhas e enxadas são semelhantes ao gume dos cinzéis e a sua finalidade é semelhante. Na sua conceção, são sempre angulares ou contra-angulares. Diferem uma da outra pelo facto de o gume da machadinha se situar no plano da haste, enquanto o gume da enxada se situa num eixo perpendicular a este plano. São utilizadas para o acabamento de ombros.

INSTRUMENTOS UTILIZADOS PARA COLOCAR E CONDENSAR MATERIAIS DE RESTAURAÇÃO

INSTRUMENTOS DE PLÁSTICO

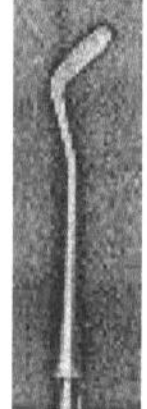

Algumas têm lâminas planas e são utilizadas para transportar e moldar materiais que não implicam a utilização de uma pressão particularmente forte. Outras têm extremidades arredondadas e são utilizadas para empurrar os materiais para cavidades e para os moldar e polir.

Os instrumentos plásticos planos para uso geral são feitos de aço inoxidável, mas os materiais de restauração compostos são melhor colocados e moldados por instrumentos finos revestidos de Teflon ou de nitreto de titânio, aos quais o composto não adere.

CONDENSADORES OU CONECTORES

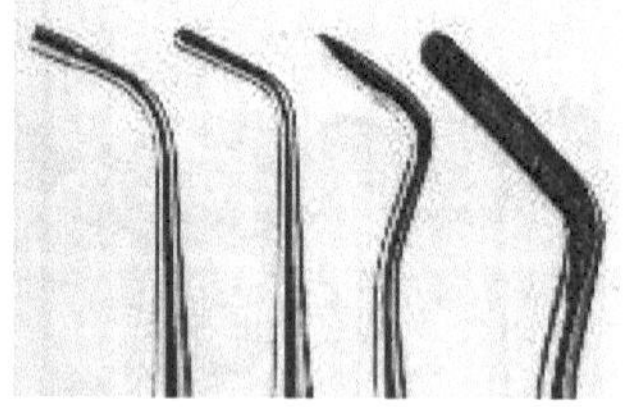

Estes são utilizados para comprimir e formar materiais de enchimento. Especialmente amálgama. São utilizadas com grande pressão. Existe uma variedade de formas e tamanhos para se adaptarem a diferentes circunstâncias e a extremidade pode ser lisa ou dentada. As versões lisas são preferidas, uma vez que o tipo dentado fica obstruído com amálgama antiga.

INSTRUMENTO - AGARRA, DESCANSA E GUARDA

a. PEN GRASP

É o mais frequentemente utilizado. Permite um toque leve ou pesado e movimentos finamente controlados numa vasta gama. O instrumento é segurado como uma caneta entre o polegar e os dois primeiros dedos. Os dedos médio e anelar são utilizados para apoio.

b. PREENSÃO INVERTIDA DA CANETA

É semelhante ao grupo da caneta, mas a mão é rodada de modo a que a palma fique virada para cima. É normalmente utilizado nos dentes superiores.

c. PREENSÃO DA PALMA DA MÃO E DO POLEGAR

O cabo dos instrumentos é colocado na palma da mão e é agarrado pelos quatro dedos, com o polegar apoiado numa superfície adjacente. Pode ser útil nos dentes superiores, particularmente no lado direito, quando se trabalha a partir da posição traseira direita da cadeira. Esta forma de preensão é normalmente necessária quando o suporte de apoio do polegar se encontra a alguma distância do ponto de operação. Assim, o próprio polegar tem de ser estendido e, por conseguinte, não pode ser utilizado para agarrar.

d) PALMA E GRAMPO MODIFICADOS

O cabo do instrumento está em contacto com as pontas dos quatro dedos de um lado, opostos aos quais estão em contacto com a mesial e a primeira falange do polegar. A mão está apenas meio fechada, em vez de estar totalmente fechada. A extremidade do polegar é utilizada para o apoio, quando existem apoios firmes em dentes contíguos da mesma mandíbula; o operador pode aplicar uma força substancial e continuar a ter um controlo notável do instrumento.

REST

Um grupo de instrumentos adequado deve incluir um apoio firme para estabilizar a mão durante os procedimentos cirúrgicos. Quando se utilizam os grupos da caneta modificada e da caneta invertida, os apoios são estabelecidos colocando o dedo anelar ou o dedo anelar e o dedo mínimo num dente (ou dentes) da arcada e o mais próximo possível do local da operação. Quanto mais próximas as áreas de repouso estiverem da área operatória, mais fiáveis são quando se utilizam os grupos da palma e do polegar, e os repousos são criados colocando a ponta do polegar no dente a ser operado, num dente adjacente ou numa área conveniente da mesma arcada.

Nestas circunstâncias, o controlo do instrumento pode ser obtido utilizando o dedo indicador da mão oposta sobre a haste do instrumento ou utilizando um apoio indireto (ou seja, a mão operatória repousa sobre a mão oposta, que se apoia numa estrutura oral estável).

GUARDAS

Os protectores são instrumentos manuais ou outros artigos, como cunhas interproximais, utilizados para proteger os tecidos moles do contacto com instrumentos cortantes ou abrasivos afiados.

4.MANUTENÇÃO DE INSTRUMENTOS MANUAIS

AFIAR INSTRUMENTOS MANUAIS

Os instrumentos ficam embotados pelo contacto repetido com os tecidos dentários e pela esterilização frequente. Os instrumentos com arestas de corte embotadas causam mais dor, prolongam o tempo de funcionamento, são menos controláveis e reduzem a qualidade e a precisão da preparação dos dentes, pelo que todos os instrumentos de corte com lentes de aumento afiadas são úteis para avaliar o estado das suas arestas de corte.

A afiação é efectuada através da redução do volume do metal na aresta de corte, seguindo a configuração original do nível. Existem muitos tipos de equipamento de afiação, incluindo pedras de afiar fixas, afiadores mecânicos e pedras que são utilizadas na peça de mão.

PEDRAS DE AFIAR PARA ARTIGOS DE PAPELARIA

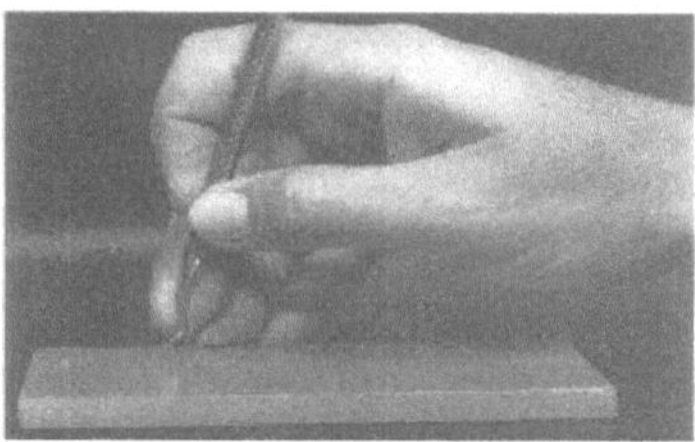

O equipamento de afiar mais frequentemente utilizado consiste num bloco ou bastão de material abrasivo chamado "pedra". A pedra é apoiada numa superfície firme e o instrumento é orientado e segurado com a mão enquanto é batido contra a superfície da pedra. As pedras fixas são frequentemente designadas por pedras de óleo, devido à aplicação de óleo nas mesmas como um auxiliar ácido do processo de afiação.

As pedras de óleo estacionárias estão disponíveis em grão grosso, médio ou fino. Apenas uma pedra de grão fino é adequada para a afiação final de instrumentos dentários a utilizar na preparação de dentes. Os grãos grossos e médios podem ser utilizados para a remodelação inicial de um instrumento muito danificado ou para afiar outro equipamento dentário, como facas de bancada.

As pedras estacionárias podem ser obtidas em várias formas, incluindo planas, ranhuradas, cilíndricas e cónicas. As pedras planas são as preferidas para afiar todos os instrumentos com arestas de corte rectas. As pedras planas são preferidas para afiar todos os instrumentos com arestas de corte rectas; as outras formas são mais úteis para afiar instrumentos com arestas de corte curvas. As pedras cilíndricas são utilizadas para afiar instrumentos com arestas côncavas, e as pedras cónicas permitem utilizar uma parte da pedra com uma curvatura correspondente à do instrumento.

Quatro tipos de materiais são de uso comum para pedras de afiar. A pedra de Arkansas, o carboneto de silício, o mineral de alumínio e o diamante. A pedra de Arkansas é um mineral natural que contém o material preferido para pedras de afiar finas. É semitransparente, de cor branca ou cinzenta e suficientemente dura para afiar instrumentos de aço, mas não de carboneto. Estão disponíveis em variedades duras e macias. Devem ser cobertas com uma fina película de óleo quando armazenadas.

O óxido de alumínio é cada vez mais utilizado no fabrico de pedras de afiar. As pedras de óxido de alumínio estão disponíveis em grão grosso, médio e fino. As pedras de grão grosso e médio são geralmente de cor bronzeada ou acastanhada. As pedras de grão fino são geralmente brancas, têm propriedades superiores e são menos porosas. A água ou o óleo leve são adequados como lubrificantes.

O diamante é o material abrasivo mais duro. É o único material rotineiramente capaz de afiar instrumentos de metal duro e de aço.

AFIADORES MECÂNICOS

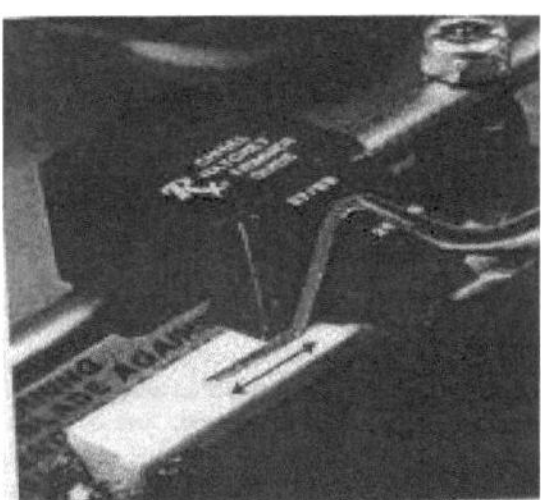

A máquina de afiar Rx é um exemplo de um afiador mecânico. Basicamente, este instrumento move uma lima num movimento recíproco a uma velocidade lenta, enquanto o instrumento é mantido na angulação apropriada e apoiado por um suporte.

PRINCÍPIOS DE AFIAÇÃO

1. Afiar os instrumentos apenas depois de terem sido limpos e esterilizados.
2. Estabelecer o ângulo de bisel correto (normalmente 45°) e o ângulo do dispositivo da aresta de corte em relação à lâmina antes de colocar o instrumento contra a pedra.
3. Utilizar um golpe ou pressão ligeiros contra a pedra para minimizar o calor de fricção.
4. Utilizar um descanso ou um guia sempre que possível.

TÉCNICA MECÂNICA

Quando cinzéis, machadinhas, enxadas, formadores de ângulo ou aparadores de margem gengival são afiados numa afiadora de afiação recíproca, a lâmina é colocada contra o descanso firme e o ângulo correto da aresta de corte na lâmina é estabelecido antes de ligar o motor. Mantém-se uma ligeira pressão do instrumento contra o afiador alternativo com um grupo firme de instrumentos.

TÉCNICAS DE PEDRA ESTACIONÁRIA

A pedra de afiar fixa deve ter pelo menos 2 polegadas de largura e 5 polegadas de comprimento, uma vez que uma pedra mais pequena não é prática. Antes de utilizar a pedra, deve ser colocada uma fina película de óleo leve na superfície de trabalho. Para além de estabelecer o ângulo adequado de 45° entre o nível e a aresta de corte e a pedra, agarrar firmemente o instrumento, geralmente com uma pinça de caneta modificada, para que não rode ou mude de ângulo durante a afiação.

TESTE DE NITIDEZ

A nitidez de um instrumento pode ser testada apoiando ligeiramente a extremidade cortante numa superfície de plástico duro. Se a aresta de corte cravar durante uma tentativa de deslizar o instrumento para a frente sobre a superfície, o instrumento está afiado. Se deslizar, o instrumento está sem corte. Apenas uma pressão muito ligeira é utilizada para testar a afiação.

ESTERILIZAÇÃO E ARMAZENAMENTO DE INSTRUMENTOS DE CORTE MANUAL

A esterilização no consultório dentário pode ser efectuada em autoclave, procedimentos de calor seco, equipamento de óxido de etileno e esterilizadores de vapor químico. A ebulição e as soluções químicas não esterilizam os instrumentos e devem ser consideradas apenas como um procedimento de desinfeção. O armazenamento de qualquer instrumento de corte manual deve ser efectuado num invólucro estéril e minúsculo.

5. INSTRUMENTO ROTATIVO

DESENVOLVIMENTO DE EQUIPAMENTOS ROTATIVOS

Uma peça de mão é um dispositivo para segurar instrumentos rotativos, transmitir-lhes energia e posicioná-los intra - oralmente, as peças de mão e o corte e polimento associados desenvolveram-se como dois tipos básicos: rectos e angulares. A maior parte do desenvolvimento dos métodos de preparação dos dentes ocorreu nos últimos 100 anos. Os equipamentos eficazes para a remoção do esmalte só estão disponíveis desde 1947, quando foram utilizadas pela primeira vez velocidades de 10000 rpm, juntamente com brocas de carboneto e instrumentos de diamante recentemente comercializados.

EVOLUÇÃO DO EQUIPAMENTO DE CORTE ROTATIVO EM MEDICINA DENTÁRIA

Data	INSTRUMENTO	VELOCIDADE
1728	Instrumentos de rotação manual	300
1871	Motor de pé	700
1874	Motor elétrico	1000
1914	Unidade dentária	5000
1942	Instrumento de corte de diamante	5000
1946	Unidades antigas convertidas para aumentar a velocidade	10000
1947	Brocas de carboneto de tungsténio	12000
1953	Peças de mão com rolamentos de esferas	50000
1955	Peça de mão angular com turbina de água	50000
1955	Peça de mão angular acionada por correia	150000
1957	Peça de mão angular de turbina a ar	250000
1961	Turbina a ar Peça de mão reta	250000
1962	Peça de mão experimental com rolamento de ar	800000
1994	Peça de mão contemporânea com turbina de ar	300000

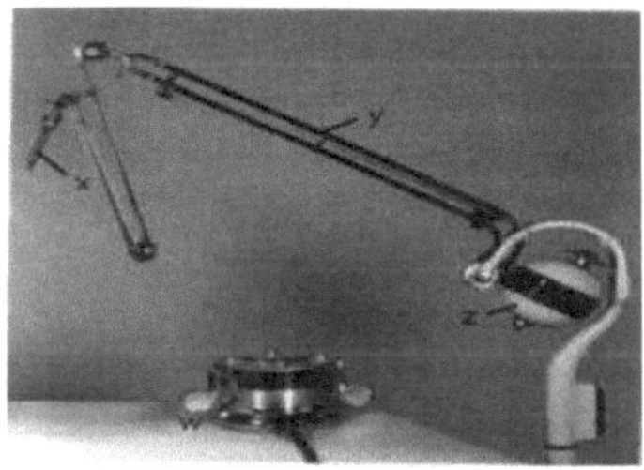

Motor elétrico utilizado em 1946

Um dos avanços mais significativos foi a introdução do motor elétrico como fonte de energia em introdução do motor elétrico como fonte de energia em 1874. Foi incorporado numa unidade dentária em 1914. O equipamento inicial da peça de mão e as velocidades de funcionamento (máximo de 5000 rpm) mantiveram-se praticamente inalterados até 1946. Os instrumentos de corte de diamante foram desenvolvidos na Alemanha por volta de 1935, mas eram escassos nos Estados Unidos até depois da Segunda Guerra Mundial. Num período de 10 anos, começando no final de 1946, as técnicas de corte foram revolucionadas. Em 1950, velocidades de 60000 rpm e superiores tinham sido atingidas por equipamentos recentemente concebidos que utilizavam correias internas multiplicadoras de velocidade. Estas foram consideradas mais eficazes para cortar a estrutura dentária e para reduzir a vibração sentida.

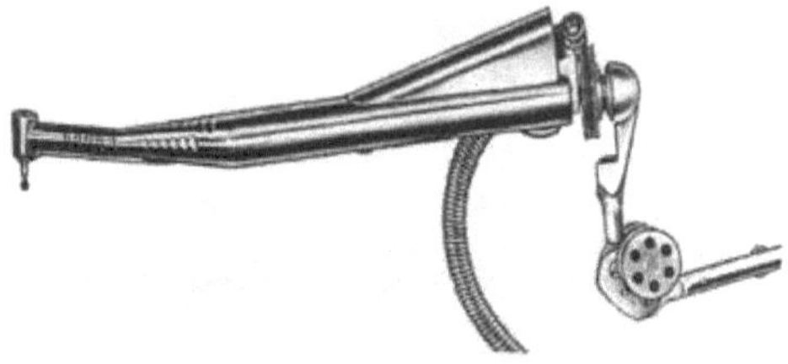

Página - Peça de mão Chayes (cerca de 1955).

As actuais peças de mão com turbina de ar têm velocidades de funcionamento livre de aproximadamente 300 000 rpm, mas a pequena dimensão da turbina na cabeça limita a sua potência. A velocidade pode cair para 200000rpm ou menos com pequenas cargas de trabalho laterais durante o corte e a peça de mão pode parar com cargas moderadas. O baixo binário e a potência de saída das turbinas contra-ângulo tornaram-nas inadequadas para algumas técnicas de acabamento e polimento, onde são necessários instrumentos grandes e pesados. A aplicação do princípio da turbina à peça de mão direita eliminou a necessidade de ter um motor elétrico como parte de uma unidade dentária padrão. A conceção da turbina da peça de mão direita proporcionou o binário elevado desejável para um funcionamento a baixa velocidade.

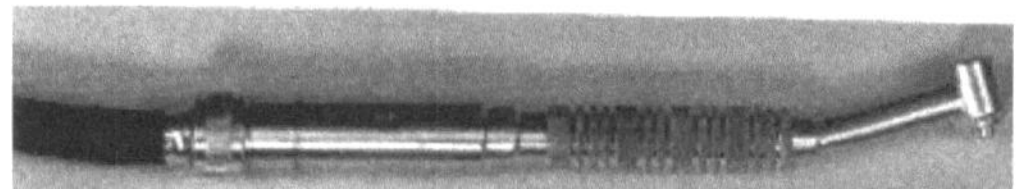

Peça de mão de turbina a ar

O acionamento das peças de mão baixas provém de um pequeno motor elétrico ligado diretamente à peça de mão, sendo a velocidade controlada por um pedal de controlo ou por um controlo no motor elétrico ou na unidade dentária. Uma alternativa, que é normalmente menos dispendiosa, é um motor pneumático, mais uma vez ligado diretamente à extremidade da peça de mão. As peças de mão de baixa velocidade podem ser rodadas no sentido dos ponteiros do relógio ou no sentido contrário ao dos ponteiros do relógio, enquanto o airotor apenas roda no sentido dos ponteiros do relógio. Desde 1955 que as peças de mão angulares têm uma função de pulverização de água para arrefecimento e limpeza, e as peças de mão também incluem iluminação de fibra ótica do local de corte.

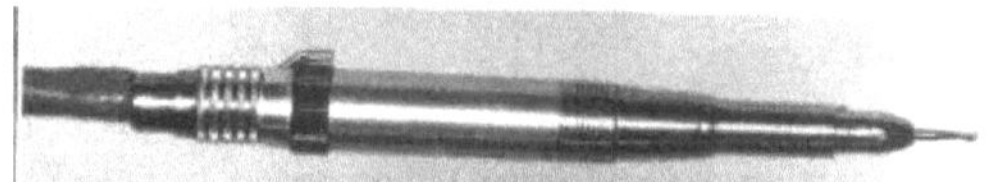

Primeira peça de mão de turbina a ar clinicamente bem sucedida. (por volta de 1957)

GAMAS DE VELOCIDADES ROTATIVAS

A velocidade de rotação de um instrumento é medida em rotações por minuto. São geralmente reconhecidas três gamas de velocidade. Velocidade ultra baixa (300 - 3000 rpm), velocidade lenta - entre (3000 a 1000 rpm), velocidades médias ou intermédias

(12000 a 200000 rpm) e velocidades altas ou ultra altas acima de 200000 rpm. O corte a baixa velocidade é ineficaz, demorado e requer uma aplicação de força relativamente elevada. Isto resulta na produção de calor no local de operação e produz vibrações de baixa frequência e alta amplitude. A gama de baixa velocidade é utilizada para a limpeza dos dentes, escavação ocasional de cáries e procedimentos de acabamento e polimento. A sensação de factibilidade a baixas velocidades é melhor e há geralmente menos hipóteses de sobreaquecimento das superfícies de corte.

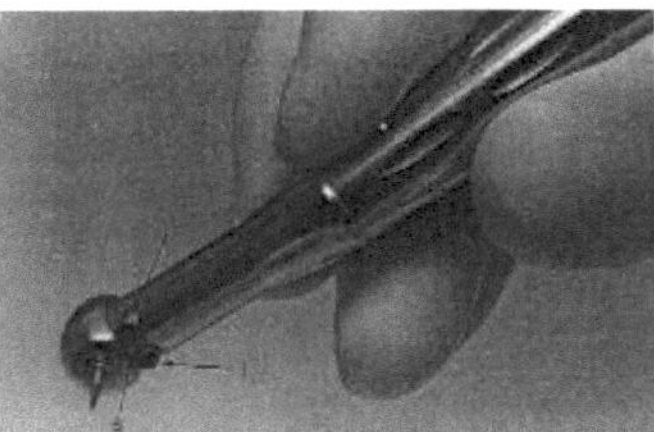

Contra ângulo de ar - peça de mão de turbina (cerca de 1994)

A alta velocidade, a velocidade de superfície necessária para um corte eficiente pode ser alcançada com instrumentos de corte semelhantes e mais versáteis. A velocidade é utilizada na preparação dos dentes e na remoção de restaurações antigas. Outras vantagens são 1) Os instrumentos de corte de diamante e carboneto removem as estruturas dentárias mais rapidamente com menos pressão, vibração e geração de calor. 2) O número de instrumentos de corte rotativos necessários é reduzido porque os tamanhos mais pequenos são mais universais em termos de aplicação. 3) O operador tem um melhor controlo e maior facilidade de utilização. 4) Os instrumentos duram mais tempo 5) Os pacientes ficam geralmente menos apreensivos porque as vibrações incómodas e o tempo de operação são reduzidos 6) Vários dentes da mesma arcada podem e devem ser tratados na mesma consulta.

6. EQUIPAMENTO LASER

TIPOS DE LASER POR FONTE E COMPRIMENTO DE ONDA

Tipo	Fonte	Comprimento de onda	Modo	Saída
Infravermelhos	CO_2	10,60 μm	Contínuo	1000 W
	CO_2	10,60 μm	Pulsado	1000 mJ/p
	Ho: YAG	2,06 μm	Pulsado	800 mJ/p
	Nd: YAG	1,06 μm	Pulsado	1000 mJ/p
	Nd: YAG	1,06 μm	Contínuo	100 W
Visível	HeNe	633 nm	Contínuo	25 W
	Árgon	514 nm, 488 nm	Contínuo	20 W
	XeF	351 nm	Pulsado	50 mJ/p
Ultravioleta	XeCI	308 nm	Pulsado	300 mJ/p
Excimer	KrF	248 nm	Pulsado	1000 mJ/p
	ArF	193 nm	Pulsado	800 mJ/p

Os lasers são dispositivos que produzem feixes de luz coerente e de intensidade muito elevada. Foi identificado um grande número de utilizações actuais e potenciais dos lasers em medicina dentária que envolvem o tratamento de tecidos moles e a modificação de estruturas dentárias duras. A palavra laser é um acrónimo de "light amplification by stimulated emission of radiations" (amplificação da luz por emissão estimulada de radiações). Um cristal ou gás é excitado para emitir fotões de luz com um comprimento de onda caraterístico que são amplificados e filtrados para formar um feixe de luz coerente. Os efeitos do laser dependem da potência do feixe e do grau de absorção do feixe.

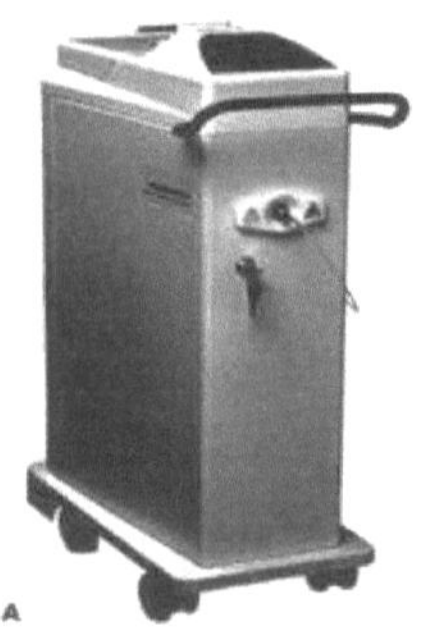

Unidade laser Nd: YAG

Existem vários tipos disponíveis com base nos comprimentos de onda. Os lasers de 10μm a 195μm podem vaporizar. As temperaturas actuais dependem da composição inicial do tecido envolvido. Quando os tecidos com laser estão bem combinados, como os lasers infravermelhos e o esmalte, a energia pode ser absorvida muito rapidamente. Mesmo densidades de energia baixas durante curtos períodos de tempo podem fazer com que o esmalte derreta e volte a cristalizar. Altas densidades de energia e/ou tempos mais longos produzem vaporização com perfuração ou corte da superfície. Para a dentina, os mesmos efeitos ocorrem com densidades de energia mais baixas. É apresentado um exemplo de dentina laseada. Estas superfícies podem ser produzidas para selar a dentina e auxiliar a ligação de materiais de restauração. Enquanto os lasers de infravermelhos produzem os seus efeitos através do aquecimento do ponto focal, os feixes de laser ultravioleta envolvem fotoenergias coincidentes com as energias de ligação dos constituintes celulares e são capazes de romper diretamente as ligações que mantêm as moléculas unidas. Por este motivo, é necessário evitar os comprimentos de onda que são absorvidos pelas proteínas, como o ADN e o ARN.

Para aplicações dentárias, deve ser evitado o calor excessivo para proteger a polpa dentária. São aceitáveis temperaturas superficiais elevadas durante curtos períodos de tempo, desde que haja tempo ou trajetória suficientes para a dispersão do calor. Os lasers podem ser utilizados como lasers de onda contínua (cw) ou compulsivos (P). Para controlar a energia do feixe, é comum fazer pulsar o feixe. Normalmente, o operador pode contactar a frequência de impulso (20 a 1000 Hertz ou ciclos por segundo) e a duração do impulso (1 a 50 microssegundos)/. A pulsação ocorre rapidamente e não é o mesmo que o operador ligar ou desligar o feixe. As temperaturas locais durante a produção do laser podem atingir muitas centenas de graus Celsius, mas desde que o calor seja dissipado eficazmente, as temperaturas pulpares não serão afectadas. Estudos clínicos indicam que os lasers podem ser utilizados corretamente sem causar danos na polpa. Geralmente, aumentos da temperatura pulpar superiores a 4,5º a 5,5º C são considerados prejudiciais. Vários lasers têm importância prática para a medicina e a medicina dentária. Os de maior interesse atual para a medicina dentária são os lasers Nd: YAG (Neodímio:ítrio-alumínio - granada; comprimento de onda = 1,064 μm) Er:YAG (Érbio:ítrio-alumínio - granada; comprimento de onda = 2,94 μm), ou CO_2 (dióxido de carbono; comprimento de onda máximo = 10,6 μm). Estão também a ser avaliados lasers de árgon, hélio-neão, Ho: YAG e excimer. Um laser pode produzir mais do que um comprimento de onda de energia fotónica. No caso dos lasers de CO_2 , o pico de 9,6 μm é muito mais facilmente absorvido pela hidroxiapatite do que o pico padrão de 10,6 μm. Este comprimento de onda pode ser selecionado por filtração para eliminar os comprimentos de onda mais longos.

Já não se trata de saber se os lasers serão utilizados pela medicina dentária, mas sim quando se tornarão comuns. As unidades actuais são relativamente caras e têm de ser utilizadas com muita frequência num consultório dentário para justificar a despesa. Atualmente, os lasers s\343o utilizados principalmente para aplica\347\343o em tecidos moles ou para modificar a superf\355cie de tecidos duros. Geralmente não são utilizados para preparações dentárias porque são ineficientes e incómodos para remover grandes quantidades de esmalte ou dentina, e esse processo com um laser nunca poderá substituir uma peça de mão dentária de alta velocidade. No entanto, pelo menos um instrumento laser Ho:YAG comercial foi aprovado pela Food and Drug Administration (FDA) para utilização em tecidos duros de dentes decíduos.

São necessárias precauções especiais de segurança aquando da utilização de um laser. É necessária uma porta para fechar a sala onde os lasers estão a ser utilizados e são necessários sinais adequados para indicar a presença de equipamento laser. É necessária proteção ocular para o operador, o assistente e o doente para proteger contra qualquer luz laser reflectida inadvertidamente. A FDA irá muito provavelmente alargar o número de aplicações sancionadas num futuro próximo.

Ultravioleta Excimer são lasers ultravioleta especiais. Atualmente, os lasers de CO2, ND: YAG e Er: YAG são os mais promissores. Para qualquer aplicação, é importante selecionar o comprimento de onda correto para absorção da energia e prevenção de efeitos secundários da geração de calor.

Os lasers científicos e comerciais produzem feixes altamente colimados, mas esse feixe é potencialmente perigoso em situações clínicas. O feixe colimado é direcionado através de um tubo de luz de fibra ótica flexível ou de um comboio de espelhos para o ponto de aplicação, onde é normalmente focado por uma lente para uma área focal perto da ponta. Quando o feixe é focado, a energia total que fornece é uma função da intensidade do feixe, do tempo de exposição e da área afetada. Estes valores são utilizados para calcular a dose de exposição (ED, Joules/cm^2).

ED = (W) (t) / (A) em que W é a potência (watts) emitida pela guia de luz, t é o tempo (segundos) da exposição total e A é a área (cm2) do ponto do feixe na substância. O efeito desta energia depende do facto de o comprimento de onda da energia ser ou não absorvido pela superfície. Os comprimentos de onda de absorção dos vários tecidos duros e moles são diferentes. Os melhores resultados são obtidos quando o comprimento de onda do laser coincide com uma banda de absorção do substrato. Em alguns casos, o substrato deve ser revestido com um corante absorvente para facilitar a interação do feixe.

As interações com o substrato podem ocorrer de forma foto-térmica, fotoquímica ou outras. Geralmente, os lasers de dentina produzem efeitos foto-térmicos, sendo os tecidos moles ou duros ablacionados pela ação. A baixa temperatura, abaixo dos 100ºC, a água nos tecidos moles ou duros ferve, produz hemólise e causa coagulação e contração. Acima de 100ºC, a água nos tecidos moles ou duros entra em ebulição, produzindo uma expansão explosiva. Acima dos 400ºC, aproximadamente, completa-se a carbonização dos materiais orgânicos com o início de algumas alterações inorgânicas. À medida que a temperatura aumenta de 400º para 1400ºC, os constituintes inorgânicos mudam de química, podem fundir-se e/ou recristalizar-se,

OUTROS EQUIPAMENTOS

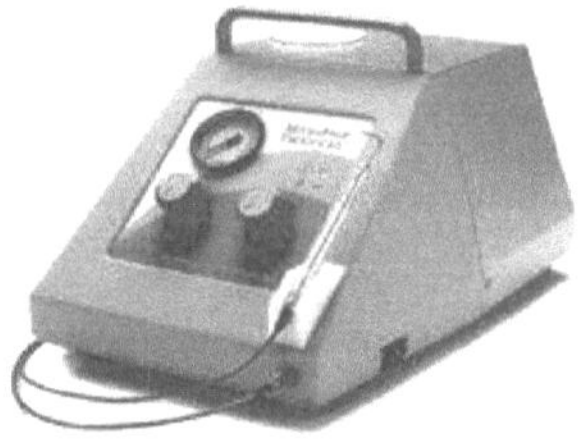

Unidade de abrasão a ar contemporânea para remoção de manchas.

Em meados da década de 1950, o corte abrasivo a ar foi testado, mas vários problemas clínicos impediram a aceitação geral. O mais importante é que nenhum sentido tátil estava associado ao corte abrasivo a ar da estrutura dentária. Isto tornava difícil para o operador determinar o progresso do corte na preparação do dente. Para além disso, o pó abrasivo interferia com a visibilidade do local de corte e tendia a gravar mecanicamente a superfície do espelho dentário. Evitar que o paciente ou o pessoal do consultório inalassem o pó abrasivo constituía uma dificuldade adicional.

O equipamento contemporâneo de abrasão a ar é útil para a remoção de manchas, desbridamento de fossas e tecidos antes do envio e desbaste micro-mecânico de superfícies a serem coladas (esmalte, ligas metálicas fundidas ou porcelana). Geralmente, o fluxo mais fino de partículas de abrasão ainda gera uma largura de corte efectiva de pelo menos 350 m, superior à largura das margens de cimento cimentado ou aos erros toleráveis na maioria das escavações de cáries. As técnicas de abrasão a ar baseiam-se na transferência de energia cinética de um fluxo de partículas de pó sobre a camada superficial, resultando em rugosidade para colagem ou rutura para corte. A maior distância entre a ponta e a superfície do dente reduz significativamente a energia do fluxo. Distâncias curtas podem produzir acções de corte indesejadas, como quando apenas se tenta remover manchas superficiais.

MANUTENÇÃO E ESTERILIZAÇÃO DE PEÇAS DE MÃO

As peças de mão modernas são autoclaváveis e devem ser autoclavadas entre doentes. A maioria das peças de mão deve ser lubrificada antes e depois da autoclavagem, utilizando um lubrificante fornecido por uma lata de aerossol através de um adaptador ou por uma máquina de limpeza e lubrificação acionada por ar.

INSTRUMENTOS DE CORTE ROTATIVO

Os instrumentos individuais destinados a serem utilizados com peças de mão dentárias são fabricados em centenas de tamanhos, formas e tipos.

CARACTERÍSTICAS COMUNS DE CONCEPÇÃO

Apesar da grande variação entre os instrumentos de corte rotativo, eles têm certas caraterísticas de design em comum. Cada instrumento é constituído por caraterísticas comuns. Cada instrumento é composto por três partes: 1. haste 2. Pescoço 3. Cabeça

TUBO

A haste é a parte que encaixa na peça de mão, aceita o movimento rotativo da peça de mão e fornece uma superfície de apoio para controlar o alinhamento e a concentricidade do instrumento. A especificação n.º 23 da ADA para brocas de escavação dentária inclui as cinco classes de hastes de instrumentos. Três delas, a haste de peça de mão reta, a haste de peça de mão angular do tipo trinco e a haste de peça de mão angular de aperto por fricção, são normalmente encontradas. A parte da haste do instrumento de peça de mão reta é um cilindro simples. É fixada na peça de mão por um mandril metálico que aceita uma gama de diâmetros de haste. São normalmente utilizadas para o acabamento e polimento de restaurações concluídas.

As peças de mão que utilizam brocas do tipo trinco têm normalmente um tubo de broca metálico dentro do qual os instrumentos se encaixam o mais possível, permitindo ainda assim uma fácil troca. A parte posterior do instrumento encolhe-se na parte inferior do tubo da broca, fazendo com que o instrumento seja rodado. Os instrumentos do tipo trinco não são fixados na peça de mão por um mandril, mas sim por um trinco de retenção que desliza para dentro da ranhura existente na extremidade da haste do instrumento. Este tipo de instrumento é utilizado predominantemente em gamas de velocidade baixa e média para procedimentos de acabamento.

O desenho da haste de aperto por fricção foi desenvolvido para utilização com peças de mão de alta velocidade. Este desenho é mais pequeno em comprimento total do que os instrumentos do tipo trinco, proporcionando uma melhoria adicional no acesso às regiões posteriores da boca. Como o nome indica, a fricção entre a haste e um mandril de plástico ou metal. Nunca os modelos de peças de mão têm mandris metálicos que se fecham para fazer um controlo positivo com a haste da broca.

DESENHO DO PESCOÇO

O braço é a parte intermédia de um instrumento que liga a cabeça à haste. Corresponde à parte de um instrumento de mão chamada haste. Exceto no caso dos instrumentos maiores e mais maciços, o braço normalmente afunila do diâmetro da haste para um tamanho mais pequeno, imediatamente adjacente à cabeça. A principal função do braço é transmitir forças de rotação e de translação à cabeça. As dimensões do braço representam um compromisso entre a necessidade de uma grande secção transversal para proporcionar resistência e uma pequena secção transversal para melhorar o acesso e a visibilidade.

DESENHO DA CABEÇA

A cabeça é a parte de trabalho do instrumento. As arestas de corte ou pontas que efectuam a moldagem desejada da estrutura dentária. A forma da cabeça e o material utilizado na sua construção estão intimamente relacionados com a aplicação pretendida e a técnica de utilização. As cabeças dos instrumentos apresentam uma maior variação na sua conceção e construção. As caraterísticas da cabeça constituem a base para a classificação dos instrumentos rotativos.

EVOLUÇÃO HISTÓRICA DAS BROCAS DENTÁRIAS

As primeiras brocas eram feitas à mão. Por conseguinte, eram caras e variáveis em termos de dimensão e desempenho. As primeiras brocas feitas pelo homem foram introduzidas em 1891. As primeiras brocas eram feitas de aço. As brocas de aço têm um bom desempenho, cortando dentina humana a baixas velocidades, mas embotam rapidamente a velocidades mais elevadas ou ao cortar esmalte. Uma vez embotadas, a eficácia de corte reduzida cria um aumento do coração e da vibração.

As brocas de metal duro, introduzidas em 1947, substituíram largamente as brocas de aço na preparação dos dentes. As brocas de aço são atualmente utilizadas para procedimentos de acabamento. As brocas de metal duro têm um melhor desempenho do que as brocas de aço a todas as velocidades, sendo a sua superioridade maior a altas velocidades. Todas as brocas de metal duro têm cabeças de metal duro nas quais partículas microscópicas de metal duro, normalmente de carboneto de tungsténio, são mantidas juntas numa matriz de cobalto ou níquel. O carboneto é muito mais duro do que o aço e está menos sujeito ao embotamento durante o corte.

Na maioria das brocas, a cabeça de carboneto é fixada a uma haste e pescoço de aço por soldadura ou brasagem. A substituição de aço por carboneto nestas partes da broca, onde não é necessário um maior desgaste, tem várias vantagens.

Embora a maioria das brocas de metal duro tenha a junta localizada na parte posterior da cabeça, são vendidas outras que têm a junta localizada dentro da haste e, portanto, têm pescoços de metal duro, bem como cabeças. O carboneto é mais rígido e forte do que o aço, mas também é mais frágil. Um pescoço de carboneto sujeito a um golpe ou choque súbito irá fraturar, ao passo que um pescoço de aço irá fundir-se. Uma broca que esteja mesmo ligeiramente dobrada produz uma maior vibração e um excesso de corte como resultado de um aumento do desgaste. Assim, embora os pescoços de aço reduzam o risco de fratura durante a utilização, se forem dobrados podem causar problemas graves.

TAMANHOS ORIGINAIS DAS CABEÇAS DE BROCA - CARBONETO E AÇO 1891 - 1954

Formas da cabeça	.020 (0.5)	.025 (0.6)	.032 (0.8)	.039 (1.0)	.047 (1.2)	.055 (1.4)	.063 (1.6)	.072 (1.9)	.081 (2.1)	.090 (2.3)	.099 (2.5)	.109 (2.8)	.119 (3)
Redondo	½	½	1	2	3	4	5	6	7	8	9	10	11
Roda		11 ½	12	13	14	15	16	17	18	19	20	21	22
Cone		22 ½	23	24	25	26	27	28	29	30	31	32	33
Cone invertido		33 ½	34	35	36	37	38	39	40	41	42	43	44
Bud		44 ½	45	46	47	48	49	50	51				
Fissura reta (extremidade plana)	55 ¼	55 ½	56	57	58	59	60	61	62				
Fissura reta (extremidade pontiaguda)		66 ½	67	68	69	70	71	72	73				
Pera		77 ½	78	79	80	81	82	83	84	85	86	87	88
Oval		88 ½	89	90	91	92	93	94 5					

CLASSIFICAÇÃO DAS BROCAS

1. De acordo com o comprimento da cabeça, as brocas podem ser classificadas como longas, curtas ou regulares.

2. De acordo com a sua utilização, podem ser classificadas como brocas de corte ou brocas utilizadas para acabamento e polimento de restaurações.

3. De acordo com o seu código de cores
4. De acordo com as suas formas e dimensões, podem ser classificados como
   1) Brocas redondas
   2) Brocas para rodas
   3) Brocas de cone invertido
   4) Broca de fissura cilíndrica de corte transversal simples
   5) Broca de fissura cónica Simples / Corte transversal
   6) Barras de fissuras de ponta redonda
   7) Broca em forma de pera.
   8) Broca em forma de ponta.

Nunca os sistemas de classificação, como os desenvolvidos pela Federação Dentária Internacional (FDI) e pela Organização Internacional de Normalização (ISO), tendem a utilizar uma designação separada para a forma e o tamanho (normalmente um número que indica o diâmetro da cabeça em décimos de milímetro)

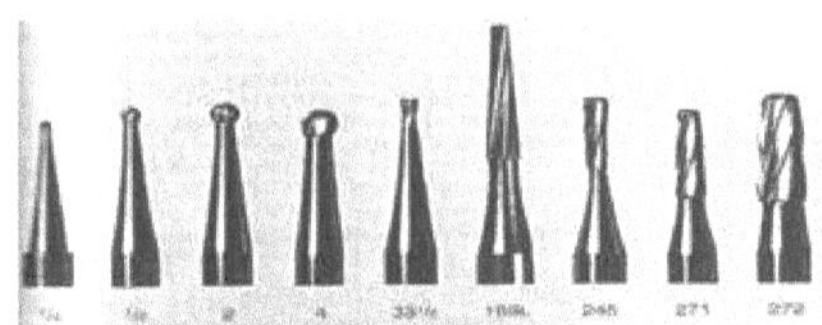

Brocas de carboneto comummente utilizadas.

TORRES REDONDAS

Uma broca redonda é esférica. São numeradas de ¼, ½, 1, 2 a 11 e são utilizadas para a entrada inicial no dente, extensão da preparação; preparação de elementos de retenção e remoção de cargas.

QUEIMADURAS DE RODAS

São numeradas como 14 e 15. Têm forma de roda e são utilizadas para colocar sulcos e para a remoção grosseira da estrutura total no lado palatino ou lingual.

BROCAS DE CONE INVERTIDO

São numeradas de 55 a 62. Os dentes da broca podem ser cortados paralelamente ao eixo longo da broca, que são designados como brocas de fenda reta.

BROCA DE FISSURA CILÍNDRICA DE CORTE TRANSVERSAL

São numeradas de 555 a 563. Os seus dentes também podem ser cortados paralelamente ao eixo longo da broca (reto) ou obliquamente (espiral). Todos os tipos de brocas cilíndricas são utilizados para o corte grosseiro, extensão de cavidades e criação de paredes.

BROCA DE FISSURA CÓNICA SIMPLES

São numerados de 168, 169 a 172. Têm uma cabeça cilíndrica cónica. Os seus dentes podem ser rectos ou em espiral.

BROCA FISSURADA CÓNICA DE CORTE TRANSVERSAL

São numerados de 699, 700 a 703. Podem também ser rectos ou em espiral.

BROCAS PARA FISSURAS NASAIS REDONDAS

Todos os oito tipos de brocas de fissuras podem ser de ponta redonda. O número 1 será acrescentado à numeração anterior para indicar a ponta redonda, por exemplo, as brocas para fissuras cilíndricas planas de ponta redonda terão os números de 155 a 162. As brocas para fissuras cilíndricas de corte transversal de ponta redonda terão os números de 1555 a 1563. As brocas para fissuras cónicas de ponta redonda terão os números de 1168 a 1172.

BROCAS EM FORMA DE PÊRA

Uma broca em forma de pera é uma porção de um cone ligeiramente afunilado com a extremidade pequena do cone direcionada para a haste da broca. A extremidade da cabeça é continuamente curvada ou é plana com cantos arredondados onde as lâminas e a extremidade plana se cruzam. Uma broca de pera de comprimento normal é utilizada principalmente em Pedodontia. São numeradas de 229 a 233.

BROCAS DE CORTE FINAL

Têm uma forma cilíndrica e apenas a extremidade tem lâminas. São muito eficazes para alargar as preparações apicalmente sem redução axial. São numerados de 957 a 959.

TAMANHOS

Nos Estados Unidos, o número que designa o tamanho da broca também tem servido tradicionalmente como um código para o desenho da cabeça. Este sistema de numeração para brocas foi criado pela empresa de fabrico S.S. White Dental em 1891 para as suas primeiras brocas fabricadas à máquina. Era tão extenso e lógico que outros fabricantes nacionais acharam conveniente adoptá-lo também para as suas brocas. Como resultado, durante mais de 60 anos houve uma uniformidade geral para a numeração das brocas nos Estados Unidos. O sistema de numeração original agrupava as brocas por formas e 11 tamanhos. As designações ½ e ¼ foram acrescentadas mais tarde quando os instrumentos mais pequenos foram incluídos no sistema. Todos os desenhos originais de brocas tinham bordos de lâmina contínuos. Mais tarde, quando se verificou que as brocas de corte transversal eram mais eficazes no corte de dentina a baixas velocidades, foram introduzidas versões de corte transversal de muitos tamanhos de brocas versões de corte transversal de muitos tamanhos de brocas.

NOMES E DIMENSÕES PRINCIPAIS DAS BROCAS RECOMENDADAS

TAMANHOS PADRÃO DE CABEÇA DE FUROS - CARBIDE E AÇO (1955 até ao presente)

Formas da cabeça	.020 (0.5)	.025 (0.6)	.032 (0.8)	.040 (1.0)	.048 (1.2)	.056 (1.4)	.064 (1.6)	.073 (1.9)	.082 (2.1)	.091 (2.3)	.1 (2.5)	.11 (2.8)	.12 (3)	.13 (3.3)
do do	¼	½	1	2	3	4	5	6	7	8	9	10	11	

Roda		11 ½	12		14		16							
Cone invertido		33 ½	34	35	36	37	38	39	40					
Fissura simples		55 ½	56	57	58	59	60	61	62					
Corte transversal redondo				502	503	504	505	506						
Corte transversal de fissura reta			556	557	558	559	560	561	562	563				
Corte transversal de fissura cónica				700	701		702		703					
Fissura de corte final				957	958	959								
Acabamento redondo				A	B	C	D		200		201		202	203
Acabamento oval									218		219		220	221
Acabamento da pera									230		231		232	
Acabamento por chama				242	243	244	245	246						

CARACTERÍSTICAS ADICIONAIS NO DESENHO DA CABEÇA

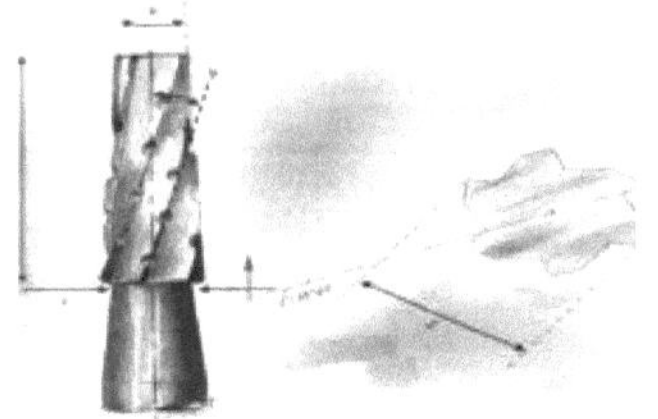

Caraterísticas de conceção das cabeças de broca

O comprimento da cabeça e o ângulo de conicidade são essencialmente descritivos e podem ser variados dentro de limites consistentes com a utilização pretendida da broca. Esta broca foi originalmente concebida para utilização a baixas velocidades na preparação de dentes para restaurações de gesso. O ângulo de conicidade destina-se, portanto, a aproximar a divergência oclusal desejada das paredes laterais das preparações e o comprimento da cabeça deve ser suficientemente longo para alcançar a profundidade total da preparação normal. Estes factores não afectam de outra forma o desempenho da broca.

O diâmetro do colo é importante do ponto de vista funcional, porque um colo demasiado pequeno resultará num instrumento fraco, incapaz de resistir a forças laterais. Um diâmetro de colo demasiado grande pode interferir com a visibilidade e a utilização da parte da cabeça da broca junto ao colo e pode restringir o acesso aos líquidos de refrigeração. À medida que a cabeça de uma broca aumenta em comprimento ou diâmetro, o braço de momento exercido pelas forças laterais aumenta e o colo precisa de ser maior.

O ângulo maior e o corte transversal têm uma influência consideravelmente maior no desempenho da broca. Há uma tendência para reduzir os ângulos espirais nas brocas destinadas exclusivamente a operações de alta velocidade, em que não é necessária uma espiral grande para produzir uma preparação mais suave e um ângulo mais pequeno, que produz um corte mais eficiente.

As brocas de corte transversal têm entalhes nos bordos da lâmina para aumentar a eficácia do corte a velocidades baixas e médias. É necessária uma certa quantidade de força perpendicular para fazer com que a lâmina agarre a superfície e comece a cortar à medida que passa pela superfície. Quanto mais dura for a superfície, mais baça é a lâmina e quanto maior for o seu comprimento, mais força é necessária para iniciar o corte. Ao reduzir o comprimento total da lâmina da broca que está a cortar ativamente em qualquer momento, os cortes transversais aumentam efetivamente a pressão de corte resultante da rotação da broca e a pressão perpendicular que mantém o gume da lâmina contra o dente.

À medida que cada lâmina de corte transversal corta, deixa pequenos sulcos de estrutura dentária por trás dos entalhes. Como os entalhes de duas lâminas sucessivas não se alinham entre si, os sulcos deixados por uma lâmina são removidos pela lâmina seguinte a velocidades baixas ou médias. No entanto, à alta velocidade atingida com as peças de mão de turbina a ar, o contacto da broca com o dente não é contínuo e, normalmente, apenas uma lâmina corta eficazmente nestas circunstâncias, embora a alta taxa de corte das brocas de corte transversal seja mantida, os sulcos não são removidos e resulta uma superfície de corte muito mais áspera.

O número de lâminas numa broca de escavação pode variar entre 6, 8 e 10. As brocas destinadas principalmente a procedimentos de acabamento têm normalmente 12 a 40 lâminas. Quanto maior for o número de lâminas, mais suave será a ação de corte a baixas velocidades. A tendência da broca para cortar numa única lâmina resulta frequentemente de outros factores que não a própria broca. No entanto, é importante que a cabeça da broca seja tão simétrica quanto possível. Dois termos são de uso comum para medir esta caraterística da cabeça da broca: concentricidade e excentricidade.

A concentricidade é uma medida direta da simetria da própria cabeça da broca. Mede a proximidade com que um único círculo pode ser passado através das pontas de todas as lâminas, pelo que a concentricidade é uma indicação de que uma lâmina é mais comprida ou mais curta do que as outras, por outro lado, é um teste dinâmico que mede a exatidão com que todas as pontas das lâminas passam por um único ponto quando o instrumento é rodado; mede não só a concentricidade da cabeça, mas também a exatidão com que o centro de rotação passa pelo centro da cabeça. o run out nunca pode ser inferior ao concentrado e é o termo mais significativo em termos clínicos, porque é a causa principal da vibração durante o corte e é este fator que determina o diâmetro mínimo do orifício que pode ser preparado por uma determinada broca.

DESENHO DA LÂMINA DA BROCA

A ação de corte real de uma broca tem lugar numa região muito pequena na extremidade da lâmina. Na gama de alta velocidade, esta porção efectiva da lâmina individual é limitada a não mais do que alguns milhares de centímetros adjacentes à borda da lâmina.

Cada lâmina tem dois lados, a face de ataque (na direção do corte) e a face de folga e três ângulos importantes, o ângulo de ataque, o ângulo do gume e o ângulo de folga.

Os ângulos ideais dependem de factores como as propriedades mecânicas do material da lâmina, as propriedades mecânicas do material a ser cortado, a velocidade de rotação e o diâmetro da broca e a lateral aplicada pelo operador à peça de mão e, consequentemente, à broca.

O ângulo de inclinação é a caraterística de design mais importante de uma lâmina de broca. Para cortar materiais duros e frágeis, um ângulo de ataque negativo minimiza a vida útil da ferramenta. Diz-se que um ângulo de inclinação é negativo quando a face de inclinação está à frente dos radianos (da aresta de corte ao eixo da broca). O aumento do ângulo de inclinação reforça a aresta de corte e reduz a probabilidade de fratura da aresta da lâmina. As lâminas de metal duro têm dureza e são mais resistentes ao desgaste, mas são mais frágeis do que as lâminas de aço e requerem ângulos de aresta maiores para minimizar a fratura.

O ângulo de folga elimina o atrito de fricção da face de folga, fornece um batente para evitar que a aresta da broca penetre excessivamente na estrutura do dente e reduz o raio da lâmina para trás da aresta de corte para proporcionar um espaço de canal adequado ou espaço de folga para as aparas formadas à frente da lâmina seguinte.

As brocas de metal duro têm normalmente lâminas com ângulos de inclinação ligeiramente negativos e ângulos de aresta de aproximadamente têm duas superfícies para proporcionar um ângulo de folga baixo perto da aresta e um espaço de folga maior à frente da lâmina seguinte.

INSTRUMENTO ABRASIVO DE DIAMANTE

Os instrumentos abrasivos baseiam-se em partículas pequenas e angulares de uma substância dura, mantidas numa matriz de material mais macio. O corte ocorre num grande número de pontos onde as partículas duras individuais são produzidas a partir da matriz, e não ao longo de um gume de lâmina contínuo. Esta diferença na conceção causa diferenças definitivas nos mecanismos pelos quais os dois tipos de instrumentos cortam e nas aplicações para as quais são mais adequados.

Os instrumentos de diamante têm tido um grande impacto clínico devido à sua longa duração e grande eficácia no corte do esmalte e da dentina. Os instrumentos diamantados para uso dentário foram introduzidos nos Estados Unidos em 1942, numa altura em que as brocas de carboneto ainda não estavam disponíveis e em que o interesse pelo aumento das velocidades de rotação estava a começar a expor as limitações das brocas de aço. Os primeiros instrumentos diamantados eram substitutos de pontas abrasivas de outros tipos anteriormente utilizadas para retificação e acabamento.

Os instrumentos de diamante consistem em três partes: uma placa de metal, o abrasivo de diamante e um material de ligação metálico que mantém o pó de diamante na placa. A peça bruta assemelha-se, em muitos aspectos, a uma broca sem lâminas. Tem as mesmas partes essenciais: cabeça, pescoço e haste.

Os diamantes utilizados são diamantes industriais, sintéticos ou não, que foram triturados até se tornarem pó e depois cuidadosamente classificados em termos de tamanho e qualidade. A forma da partícula individual é importante devido ao seu efeito sobre a eficiência do corte e a durabilidade do instrumento, mas a centralização cuidadosa do tamanho da partícula é provavelmente de maior importância. Os diamantes são geralmente fixados à peça em bruto através da galvanoplastia de uma camada de metal sobre a peça em bruto, mantendo os diamantes no lugar, contra a qual a galvanoplastia mantém os diamantes no lugar, mas também tende a cobrir grande parte das superfícies dos diamantes.

CLASSIFICAÇÃO

Os instrumentos diamantados são atualmente comercializados numa profusão de formas e tamanhos de cabeças e em todos os modelos de hastes padrão. A maior parte das formas de diamante são paralelas às das brocas. A grande diversidade surgiu, em parte, como resultado da relativa simplicidade do processo de fabrico.

FORMAS E TAMANHOS DA CABEÇA

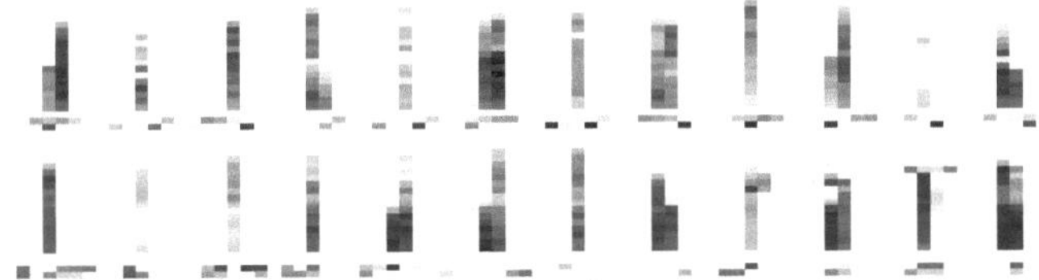

Os instrumentos diamantados estão disponíveis numa grande variedade de formas e em tamanhos que correspondem a todas as brocas, exceto as de diâmetro mais pequeno. A maior diferença reside na diversidade de outros tamanhos e formas em que os instrumentos diamantados são produzidos. Mesmo com muitas sub-divisões, a gama de tamanhos dentro de cada grupo é muito grande em comparação com a encontrada entre as brocas. Atualmente, são comercializados mais de 200 formas e tamanhos de diamantes.

FACTORES DE PARTÍCULAS DE DIAMANTE

O desempenho clínico dos instrumentos abrasivos diamantados depende do tamanho, espaçamento, uniformidade, exposição e flexão das partículas de diamante. O aumento da pressão faz com que as partículas penetrem mais profundamente na superfície, deixando riscos mais profundos e removendo mais estrutura dentária.

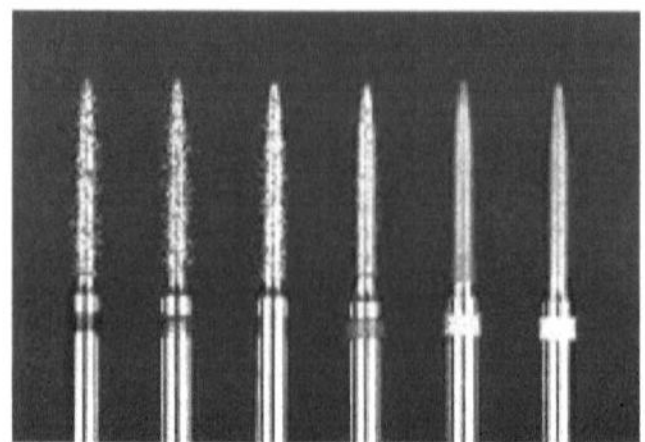

O tamanho das partículas de diamante é normalmente classificado como grosso (125 a 150 m) e médio (83 a 44 m) para os instrumentos de preparação de diamantes. Estas gamas correspondem a tamanhos de peneira padrão para separar tamanhos de partículas quando se usam tamanhos de partículas grandes, o número de partículas abrasivas que podem ser colocadas numa determinada área da cabeça é diminuído. Assim, para qualquer força que o operador aplique, a pressão também é aumentada porque as partículas de diamante estão mais espaçadas, de modo que menos partículas estão em contacto com a superfície de cada vez.

Os instrumentos de acabamento diamantados utilizam diamantes ainda mais finos (10 a 38µm) para produzir superfícies relativamente lisas para o acabamento final com pastas de polimento diamantadas. Os acabamentos de superfície inferiores a 1 µm são considerados clinicamente lisos e podem ser obtidos rotineiramente utilizando uma série de passos de polimento cada vez mais finos. A velocidade e a pressão adequadas do instrumento diamantado são os principais factores para determinar a vida útil.

MECANISMOS DE CORTE

Para o corte, é necessário aplicar pressão suficiente para que a lâmina de corte ou a partícula abrasiva penetre na superfície. A fratura local ocorre mais facilmente se a taxa de deformação for elevada, uma vez que a superfície a cortar reage de forma frágil.

AVALIAÇÃO DO CORTE

O corte pode ser medido tanto em termos de eficácia como de eficiência. A eficácia de corte é a taxa de remoção da estrutura dentária (mm/minutos). A eficácia não considera os potenciais efeitos secundários, como o calor ou o ruído. A eficiência de corte é a percentagem de produção efectiva de corte. A eficiência de corte é reduzida quando a energia é desperdiçada sob a forma de calor ou ruído. É possível aumentar a eficácia e, ao mesmo tempo, diminuir a eficiência. É possível fazer com que uma broca cega corte mais rapidamente do que uma broca afiada, aplicando uma maior pressão, mas a experiência indica que isto resulta num grande aumento da produção de calor e, consequentemente, numa redução da eficiência. O calor foi identificado como uma causa primária de lesão pulpar. Os sprays de ar e água não impedem a produção de calor, mas servem para o remover antes de causar um aumento prejudicial da temperatura no interior do dente.

CORTE COM LÂMINAS

Muitos factores interagem para determinar qual o mecanismo de corte que está ativo numa determinada situação, o desenho da aresta ou ponta de corte, a velocidade linear da superfície do instrumento. A força de contacto aplicada e as caraterísticas de saída de pó da peça de mão influenciam o processo de corte de várias formas.

Para que a lâmina inicie a ação de corte, tem de ser afiada, tem de ter uma dureza e módulos de elasticidade mais elevados do que o material a cortar e tem de ser pressionada contra a superfície com força suficiente. A elevada dureza e os módulos de elasticidade são essenciais para concentrar a força aplicada numa área suficientemente pequena para exceder a resistência ao corte do material a cortar.

Os segmentos cortados acumulam-se numa camada distorcida que desliza para cima ao longo da face de ataque da lâmina até se partir ou até a lâmina se soltar da superfície à medida que roda. Estas limalhas acumulam-se no espaço livre entre as lâminas até serem lavadas ou expulsas pela força centrífuga.

A distorção mecânica da estrutura do dente à frente da lâmina produz calor O calor de fricção é produzido tanto pela ação de fricção das aparas cortadas contra a face de ataque da lâmina como pela ponta da lâmina contra a superfície cortada do dente imediatamente atrás da aresta. Isto pode produzir aumentos extremos de temperatura tanto no dente como na broca, na ausência de arrefecimento adequado.

CORTE ABRASIVO

Quando os instrumentos de corte são utilizados para cortar materiais dúcteis. Algum material será removido sob a forma de aparas, mas muito material fluirá lateralmente à volta do ponto de corte e será deixado como uma crista de material deformado na superfície. A deformação repetida endurece o material deformado até que as partes irregulares se tornem frágeis, se partam e sejam removidas. Este tipo de corte é menos eficiente do que o de uma lâmina, pelo que as brocas são geralmente preferidas para cortar materiais dúcteis como a dentina.

Os diamantes cortam materiais frágeis através de um mecanismo diferente. A maioria dos cortes resulta de uma fratura por tração que produz uma série de fissuras de assinatura. Os diamantes são mais eficientes quando utilizados para cortar materiais frágeis por um mecanismo diferente. A maior parte da caminhada resulta de fracturas de tração que produzem uma série de fissuras de subscrição. Os diamantes são mais eficientes quando utilizados para cortar materiais frágeis e são superiores às brocas para a remoção do esmalte dentário. Devido ao facto de um diamante preparar uma superfície dentária mais rugosa, os diamantes podem ser preferidos para utilização na preparação de dentes para restaurações coladas. A superfície rugosa preparada aumenta a área da superfície e, por conseguinte, o potencial de adesão.

B. PEDRAS

São feitas de abrasivos como o carborundum (verde) ou o alundum (branco ou rosa) que são moldados numa variedade de formas e fixados diretamente na haste da broca. Podem ser utilizadas nas fases finais da preparação do dente para alisar a superfície, mas são mais frequentemente utilizadas para moldar, alisar e acabar restaurações de metal fundido e porcelana fora da boca. Para este efeito, são normalmente utilizadas a velocidades médias na peça de mão reta.

C) <u>INSTRUMENTOS DE ACABAMENTO</u>

i. BROCAS E PONTAS

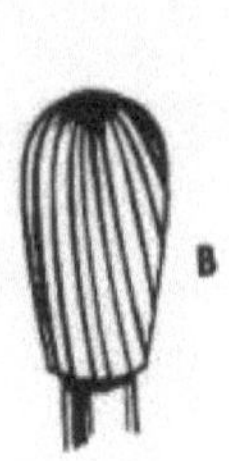

Para além das brocas para preparação básica de cavidades, é produzida uma gama completa para preparações de acabamento e restaurações. Estas são feitas de aço (para amálgama) ou de partículas de diamante muito finas ou de carboneto de tungsténio multifluído (para compósito)

ii. DISCS

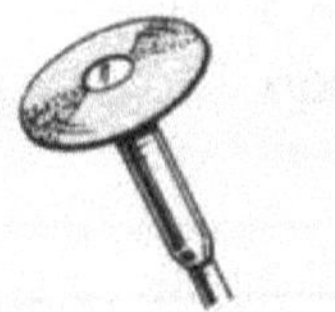

Os discos rígidos e flexíveis estão disponíveis com materiais abrasivos de diferentes graus de aspereza aplicados numa superfície (ou ocasionalmente em ambas); alguns discos também cortam na sua extremidade. Todos os discos são utilizados montados em mandris que, normalmente, são de parafuso; embora alguns discos flexíveis sejam concebidos para serem utilizados com mandris de encaixe, de modo a poderem ser facilmente substituídos. Os discos rígidos são utilizados numa peça de mão reta fora da boca para cortar e aparar objectos como pinos e coroas provisórias. Já não são utilizados na preparação de dentes devido aos riscos de ferimentos para o doente, mesmo com a utilização de uma proteção de disco. Os discos flexíveis de uma só face são normalmente utilizados para o acabamento de compósitos e outras restaurações e estão disponíveis numa vasta gama de grãos e graus de dureza.

TIRAS ABRASIVAS

As tiras flexíveis manuais de metal, plástico ou linho com abrasivo num dos lados podem ser utilizadas para terminar as restaurações. As tiras de metal são por vezes utilizadas para remover saliências de amálgama em restaurações antigas, mas não são muito eficazes e são traumáticas para a papila gengival. As tiras de plástico são utilizadas para terminar restaurações de compósito nas superfícies aproximadas dos dentes.

7.RISCOS COM INSTRUMENTOS DE CORTE

Para o doente, existem perigos pulpares decorrentes dos procedimentos de preparação e restauração dos dentes. Existem também perigos para os tecidos moles e todos são potencialmente susceptíveis aos perigos para os olhos, ouvidos e inalação. No entanto, o cumprimento cuidadoso das precauções normais pode eliminar ou minimizar a maioria dos riscos associados à utilização de instrumentos cortantes.

PRECAUÇÕES PULPARES

A utilização de instrumentos cortantes pode danificar a polpa por exposição a vibrações mecânicas, geração de calor, dessecação e perda de fluido dos túbulos dentinários e/ou transação de processos odontoblásticos.

O esmalte e a dentina são bons isolantes térmicos e protegerão a polpa se a quantidade de calor não for demasiado grande e se a espessura restante do tecido for adequada. Quanto maior for o tempo de corte e mais elevada for a temperatura local produzida, maior é o risco de trauma térmico. O tecido remanescente é eficaz na proteção da polpa na proporção do quadrado da sua espessura As brocas de aço produzem mais calor do que as brocas de carboneto devido a um corte ineficiente. As brocas e os instrumentos de diamante que estão cegos ou obstruídos com detritos não são eficientes, resultando em produções de calor quando usados sem refrigerantes, os instrumentos de diamante geram mais calor prejudicial do que as brocas de carboneto.

Os líquidos de arrefecimento de instrumentos mais comuns são o ar ou o spray de ar e água. O refrigerante de ar combinado com uma velocidade mais baixa e uma aplicação intermitente ligeira, deve ser utilizado para melhorar a visão e minimizar o trauma. O spray de ar e água é universalmente utilizado para arrefecer, humedecer e limpar o local de trabalho durante os procedimentos normais de corte. Além disso, o spray lubrifica, limpa e arrefece os instrumentos de corte, aumentando assim a sua eficiência e vida útil. Um spray de ar e água bem concebido e corretamente direcionado também ajuda a manter a fenda gengival aberta para uma melhor visão quando é necessária a extensão gengival.

PRECAUÇÕES RELATIVAS AOS TECIDOS MOLES

Os lábios, a língua e as bochechas do doente são as áreas mais frequentes de lesão dos tecidos moles. Um dique de borracha é muito útil para isolar o local da operação, uma vez que o instrumento rotativo não pára imediatamente quando o pedal de controlo é libertado, tal como acontece com as peças de mão de turbina a ar. O operador deve ser extremamente cuidadoso ao retirar a peça de mão da boca para não lacerar os tecidos moles.

PRECAUÇÕES A TER COM OS OLHOS

O operador, o assistente e o doente devem usar óculos com proteção lateral para evitar lesões oculares provocadas por partículas em suspensão no ar durante os procedimentos cirúrgicos que utilizam instrumentos rotativos.

Devem ser tomadas precauções para evitar lesões oculares provocadas por fontes de luz invulgares, tais como unidades de fotopolimerização de luz visível e equipamento laser. O pessoal dentário e os doentes devem ser protegidos da luz visível de alta intensidade utilizando protectores de plástico coloridos (fixados à ponta da fibra ótica). A luz laser pode ser reflectida inadvertidamente de muitas superfícies do consultório dentário. Por conseguinte, o consultório deve estar fechado e todos devem usar óculos de proteção.

PRECAUÇÕES A TER COM OS OUVIDOS

As peças de mão de turbina com rolamentos de esferas, a funcionar livremente a uma pressão de ar de 2,5 kg, podem ter níveis de ruído tão elevados como 70 a 94 db a altas frequências. Níveis de ruído superiores a 75 db em gamas de frequência de 1000 a 8000 ups podem causar danos na cremalheira. O desgaste da peça de mão e os instrumentos de rotação excêntrica podem provocar um aumento do ruído. São recomendadas medidas de proteção quando os níveis de ruído dependem dos tempos de exposição. A utilização normal de uma peça de mão dentária é uma aplicação intermitente que, geralmente, é inferior a 30 minutos por dia. Podem ser utilizados tampões para os ouvidos para reduzir o nível de exposição, mas têm vários inconvenientes. A insonorização da sala ajuda e pode ser conseguida com materiais absorventes utilizados nas paredes e no chão. Também podem ser utilizados dispositivos anti-ruído para cancelar sons indesejados.

PRECAUÇÕES A TOMAR POR INALAÇÃO

Os aerossóis são dispersões finas no ar ou na água, detritos dentários, microorganismos e materiais de restauração. As partículas que podem ser inadvertidamente inaladas têm o potencial de produzir irritação alveolar e reacções nos tecidos. Os vapores gerados durante o corte ou polimento por decomposição térmica de materiais de restauração poliméricos (selantes, resina acrílica, compósitos) são predominantemente monómeros. Estes podem ser eliminados eficazmente através de uma evacuação intra-oral cuidadosa durante os procedimentos de corte ou polimento.

Um dique de borracha protege o doente contra a inalação oral de aerossóis ou vapores, mas pode ainda ocorrer a inalação nasal de vapores e aerossóis mais finos. As máscaras descartáveis usadas pelo pessoal do consultório dentário filtram as bactérias e todas as partículas, exceto as mais finas.

8. ESTERILIZAÇÃO

A esterilização fornece um método de reciclagem de instrumentos que pode ser monitorizado e documentado para mostrar que as condições de controlo da transmissão de doenças foram efetivamente estabelecidas.

Os quatro métodos de esterilização aceites são:

1. Esterilização por pressão de vapor (Autoclave)
2. Esterilização química por pressão de vapor (Chemiclave)
3. Esterilização por calor seco (Dryclave ou Forno de calor seco)
4. Esterilização por óxido de etileno.

AUTOCLAVE (ESTERILIZAÇÃO POR PRESSÃO DE VAPOR)

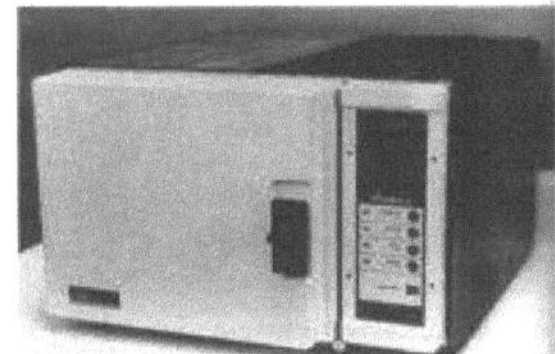

Clave automática

A esterilização com vapor sob pressão é efectuada num autoclave a vapor para uma carga ligeira de instrumentos, o tempo necessário a 250'F é um mínimo de 15 minutos a 15 libras de pressão, o tempo para instrumentos embalados pode ser reduzido para 7 minutos se a temperatura for aumentada para aproximadamente 273 "F para dar 30 libras de pressão.

VANTAGENS DA AUTOCLAVE

A esterilização em autoclave é o método mais rápido e eficaz para esterilizar pacotes cirúrgicos de tecido e pacotes de toalhas.

DESVANTAGENS DOS AUTOCLAVES

Os artigos sensíveis à temperatura elevada não podem ser autoclavados. A autoclavagem tende a enferrujar os instrumentos e as brocas de aço-carbono. O vapor parece corroer o pescoço de aço e a parte da haste de alguns instrumentos de diamante e brocas de carboneto.

ESTERILIZAÇÃO DE BROCAS EM AUTOCLAVES

Para a esterilização em autoclave, as brocas podem ser protegidas mantendo-as submersas numa pequena quantidade de solução de nitrito de sódio a 2%. Adicionar 20 g de nitrito a 1 c de água pura. Após a limpeza ultra-sónica, as brocas podem ser enxaguadas e colocadas em qualquer copo pequeno de metal ou vidro com uma tampa perfurada. Encher o copo com uma quantidade de solução de nitrito fresca suficiente para que fique acima das brocas, aproximadamente 1 cm, deixando o recipiente descoberto ou utilizando uma tampa perfurada. Coloque o recipiente com as brocas e o líquido no esterilizador e efectue um ciclo de esterilização normal. Utilize pinças esterilizadas para colocar as brocas num suporte ou tabuleiro esterilizado antes de as utilizar. Qualquer resíduo de nitrito pode ser limpo ou enxaguado com água limpa ou esterilizada, se desejar.

ESTERILIZAÇÃO QUÍMICA POR PRESSÃO DE VAPOR (CHEMICLAVING)

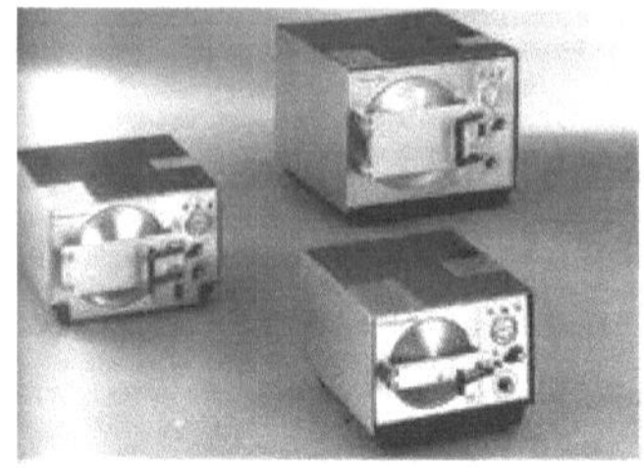

Chemiclave

Os esterilizadores químicos de pressão de vapor funcionam a 270 F e a 20 libras de pressão.

VANTAGENS DAS CHEMICLAVES

Diz-se que o aço carbono e outras brocas, instrumentos e alicates sensíveis à corrosão são esterilizados sem ferrugem ou corrosão.

DESVANTAGENS DAS QUIMICLAVES

Os termos sensíveis à temperatura elevada serão danificados; as toalhas e os invólucros de tecido pesado dos instrumentos cirúrgicos podem não ser penetrados para proporcionar a esterilização. Utilize regularmente tiras de controlo de teste de esporos biológicos para confirmar a penetração do calor nos pacotes pesados antes de os utilizar. Só pode ser utilizado líquido adquirido ao fabricante do esterilizador.

ESTERILIZAÇÃO POR CALOR SECO (FORNO DE CALOR SECO)

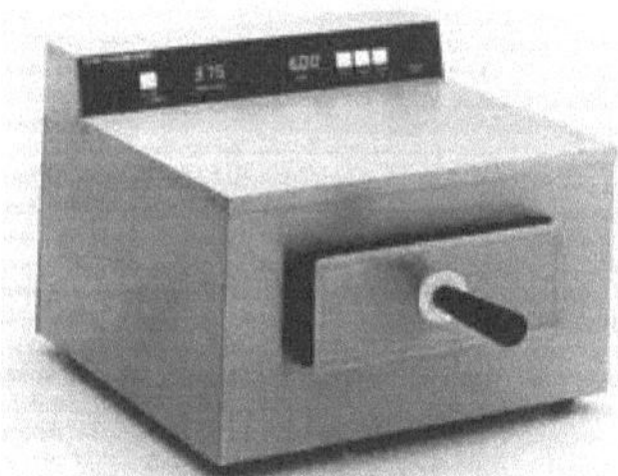

Forno de calor seco

A esterilização por calor seco é facilmente conseguida a temperaturas superiores a 320 F. Os fornos de calor seco convencionais têm câmaras aquecidas que permitem a circulação de ar por gravidade. Os conjuntos de instrumentos têm de ser colocados a pelo menos 1 cm de distância para permitir a circulação do ar aquecido. Os instrumentos individuais têm de ser aquecidos a 320 °C durante 30 minutos para se conseguir a esterilização. O tempo total necessário também depende da eficiência do forno para o seu tamanho, do tamanho da carga e da forma como os instrumentos são embalados. São utilizados sacos de nylon especiais para embrulhar em folha. Podem ser necessários cerca de 60 a 90 minutos para esterilizar uma carga média de instrumentos ligeiramente presos num forno regulado para uma temperatura entre 335° e 345° F. A temperatura é registada com um pirómetro ligado a um fio de termopar. A outra extremidade do fio é estendida no interior da estufa e ligada a um instrumento numa embalagem centralizada para medir a sua temperatura exacta.

VANTAGENS DA ESTERILIZAÇÃO POR CALOR SECO

Os instrumentos e as brocas de aço-carbono não enferrujam, não corroem nem perdem a sua têmpera ou arestas de corte se forem bem secos antes do processamento Os fornos industriais de ar quente de tiragem forçada proporcionam geralmente uma maior capacidade a um preço razoável. São possíveis ciclos rápidos a altas temperaturas.

DESVANTAGENS DA ESTERILIZAÇÃO POR CALOR SECO

As temperaturas elevadas podem danificar artigos mais sensíveis ao calor, como artigos de borracha ou de plástico, e os ciclos de esterilização são prolongados a temperaturas mais baixas. Cargas pesadas de instrumentos, aglomeração de pacotes e embalagens pesadas prejudicam facilmente a esterilização.

ESTERILIZAÇÃO POR ÓXIDO DE ETILENO

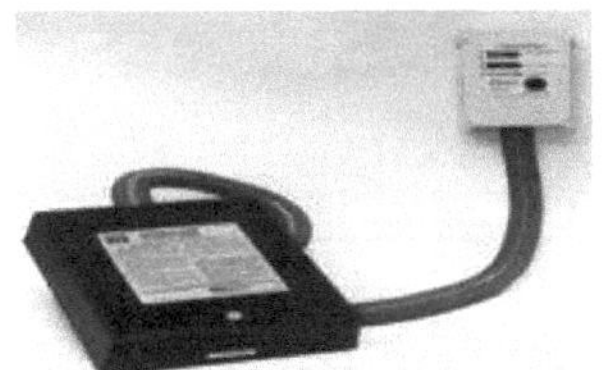

Esterilizador de óxido de etileno

A esterilização por óxido de etileno é o melhor método para esterilizar instrumentos complexos e materiais delicados. Os materiais porosos e plásticos absorvem o gás e requerem arejamento durante 24 horas ou mais antes de ser seguro entrarem em contacto com a pele ou os tecidos. As unidades com câmaras de grandes dimensões comportam mais instrumentos ou embalagens por ciclo. São muito dispendiosas. Alguns modelos ou tamanhos de câmaras são mais bem adaptados para aceitar pilhas de tabuleiros de instrumentos.

TIPOS DE INSTRUMENTOS E MÉTODOS DE ESTERILIZAÇÃO

Os instrumentos e as brocas de aço-carbono, se bem secos antes da esterilização, são melhor esterilizados por calor seco e por esterilizadores químicos de pressão de vapor, porque estes métodos reduzem o risco de ferrugem.

UNIDADE DE CONTROLO DENTÁRIO SISTEMAS DE ÁGUA E ASSEPSIA DE PEÇAS DE MÃO

O problema da contaminação do fluido oral do equipamento rotativo e, especialmente, da peça de mão de alta velocidade envolve

1. Contaminação das superfícies externas e das fendas da peça de mão

2. Contaminação da câmara da turbina que entra na boca.

3. Retração do jato de água e aspiração de fluidos orais para as linhas de água das unidades dentárias mais antigas.

4. Crescimento de bactérias aquáticas ambientais nas linhas de água e 5 Exposição do pessoal a salpicos e aerossóis gerados pela utilização intro oral do equipamento rotativo.

CONTROLO DA CONTAMINAÇÃO DA SUPERFÍCIE DA PEÇA DE MÃO

O sangue e a saliva contaminam as superfícies das peças de mão durante vários tratamentos dentários. As superfícies irregulares e especialmente as fendas à volta da broca são difíceis de limpar e desinfetar, especialmente através de uma breve passagem com uma esponja embebida em desinfetante.

CONTROLO DA CONTAMINAÇÃO DA TURBINA

Os fluidos orais contaminados podem ser arrastados de volta para a câmara da turbina devido à pressão negativa criada por um efeito venturi durante o funcionamento ou quando a turbina continua a girar quando o ar de acionamento é interrompido. Os fluidos orais também podem entrar à volta dos vedantes dos rolamentos gastos ou ser aspirados para os orifícios de ventilação na parte superior de peças de mão mais antigas operadas por mandril ou, possivelmente, para o orifício de pulverização de água e ar que comunica com a câmara da turbina em algumas peças de mão.

CORRECÇÃO DO SISTEMA DE RETRACÇÃO DA ÁGUA

Os sistemas de controlo da água das unidades dentárias fabricadas antes de meados e finais da década de 1980 utilizavam linhas de água que se expandiam facilmente quando se utilizava a pulverização ar-água e se contraíam gradualmente quando a pressão da água era aliviada.

As agências recomendam que se corrija a retração de água colocando uma válvula de retenção de sentido único na linha de água. Infelizmente, os sistemas de registo e de falha de válvulas de retenção devem ser testados mensalmente, se não semanalmente, para verificar a ausência de retração de água.

CONTAMINAÇÃO INERENTE DO SISTEMA DE ÁGUA

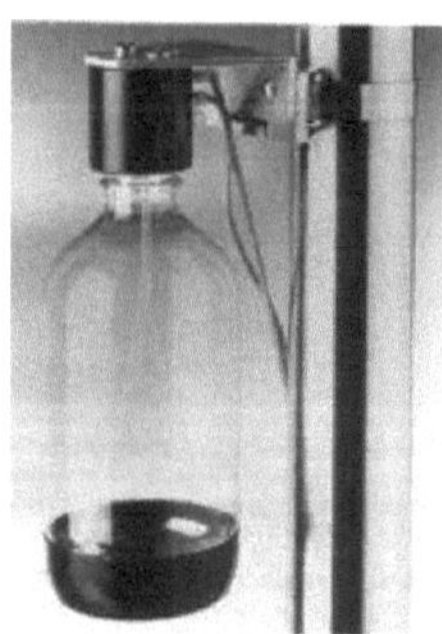

Reservatório de água

O crescimento de bactérias nos biofilmes nas paredes internas das linhas de água da unidade dentária é uma ocorrência universal, a menos que sejam tomadas medidas para o controlar. As contagens de bactérias que são levadas para os biofilmes na água da unidade dentária podem variar entre milhares e centenas de milhares de bactérias por mililitro. Os principais habitantes são bactérias aquáticas oportunistas, gram-negativas. As bactérias podem incluir uma microbactéria típica, pseudomonas e possivelmente bactérias legionella que podem apresentar um risco de infeção para pessoas imunocomprometidas. A ADA recomendou que fossem estabelecidas e seguidas medidas de CI de modo a que os tratamentos com unidades dentárias contenham menos de 200 unidades formadoras de colónias por mililitro de bactérias até ao ano 2000. Mecanismos sugeridos para atingir este objetivo de 200 u.f.c./ml. Incluem a utilização de filtros microbianos no ponto de utilização e sistemas de água independentes. Também foram investigadas as utilizações de soluções biocidas para ameaçar as linhas de água durante a noite e como água de tratamento contínuo.

Os desinfectantes, como o iodóforo ou o hipoclorito de sódio diluído, utilizados para limpar o sistema, devem ser depois enxaguados para o sistema com água limpa fervida ou esterilizada antes de serem utilizados. Retire sempre a peça de mão antes de desinfetar o sistema, porque a solução de hipoclorito de sódio a 0,5% e outros produtos químicos fortes danificam a peça de mão de alta velocidade e outros produtos metálicos.

CONTROLO DA CONTAMINAÇÃO POR SALPICOS E AEROSSÓIS

As preocupações relativas à contaminação por salpicos e aerossóis criados pelo equipamento rotativo são válidas. A aerossolização de micobactérias que causam a tuberculose pulmonar sempre foi uma preocupação, embora um doente infetado que tussa na sala de espera possa infetar outras pessoas. O teste anual à tuberculina do pessoal tem sido uma recomendação padrão da CI em medicina dentária.

ESTERILIZAÇÃO DE PEÇAS DE MÃO E EQUIPAMENTO ROTATIVO RELACIONADO

As brocas de aço-carbono requerem uma proteção especial no autoclave. As peças de mão são instrumentos semi-críticos que requerem esterilização. Existem poucas marcas novas no mercado que não possam ser esterilizadas por rotina em autoclave, descartável, de utilização única, um saco de plástico fino por cima e empurrando a peça de mão através da parte selada do saco, de modo a que o saco cubra a extremidade do motor e a parte da mangueira; caso contrário, esfregue e desinfecte a extremidade do motor em cada reutilização, se não puder ser esterilizada.

ESTERILIZAÇÃO A VAPOR DE PEÇAS DE MÃO

A esterilização em autoclave das peças de mão é um dos métodos mais rápidos se for efectuada uma limpeza e lubrificação adequadas, conforme prescrito pelo fabricante. É possível obter uma boa utilidade com a esterilização regular em autoclave das fibras ópticas, que escurecem com a esterilização repetida por calor, num período de alguns meses a um ano, aparentemente devido a resíduos de óleo e detritos que se depositam nas extremidades das fibras ópticas.

PROCEDIMENTOS PARA PEÇAS DE MÃO COM UMA TURBINA DE ROLAMENTO DE METAL

Esfregue as peças de mão de alta velocidade com rolamento metálico e a bainha ou cone da peça de mão reta de baixa velocidade no lava-loiça com água corrente e detergente. Quando utilizar pela primeira vez uma peça de mão recentemente lubrificada, mantenha-a num saco de plástico ou no saco de esterilização para evitar respirar o lubrificante vaporizado.

PROCEDIMENTOS PARA PEÇAS DE MÃO COM UMA TURBINA DE ROLAMENTO CERÂMICO SEM LUBRIFICANTE

Para este tipo de peça de mão, evite utilizar produtos químicos que possam danificar as peças internas. Para a limpeza da peça de mão de fibra ótica, utilize álcool isopropílico, que prolongará a vida útil da peça de mão.

OUTROS MÉTODOS DE ESTERILIZAÇÃO DE PEÇAS DE MÃO

A esterilização por pressão de vapor químico, recomendada para alguns tipos de peças de mão, parece funcionar bem com peças de mão com rolamentos de cerâmica, mas pode prejudicar outras. O gás de óxido de etileno é o método mais suave de esterilização utilizado para peças de mão, sendo importante a limpeza interna e externa. Em alguns tipos de esterilizadores ETOX, o gás parece penetrar em peças de mão de alta velocidade. No entanto, a FDA pode não concordar com a utilização de determinados tipos de esterilizadores ETOX para esterilizar peças de mão. Poderá ser necessária mais investigação sobre a eficácia e quaisquer limitações da esterilização de peças de mão com ETOX.

9. INSTRUMENTOS UTILIZADOS PARA A RESTAURAÇÃO DE DENTES TRATADOS ENDODONTICAMENTE

I. Instrumentos de mão

1. Obturadores endodônticos
2. Ficheiros

II. Instrumentos acionados por energia

1. Os alargadores peaso
2. Broca Gates Glidden

OBTURADORES ENDODÔNTICOS

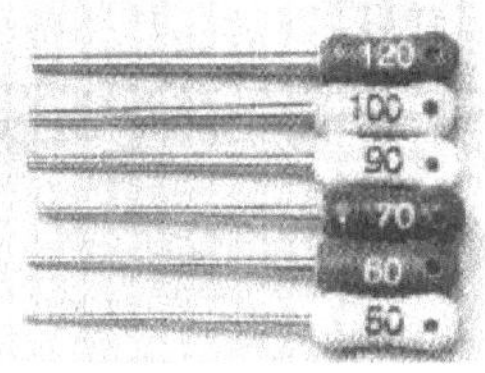

Por vezes, é utilizado um obturador endodôntico aquecido em conjunto com agentes químicos para remover a guta-percha do canal radicular.

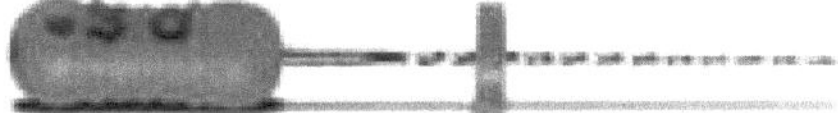

Os alargadores e limas endodônticos são utilizados para alargar o canal radicular. São normalmente fabricados a partir de uma peça quadrada. A lima mais utilizada é a lima K. Não se partem a não ser que tenham um defeito não detectado no eixo de aço ou até que o instrumento seja esticado ou deformado, ou seja, rodado no seu eixo quando preso num canal radicular durante várias voltas de 360º. Quanto mais flexível for o aço do instrumento, mais voltas completas uma lâmina pode suportar antes de se partir. Se o instrumento for utilizado com uma volta máxima de 90º e for retirado periodicamente para inspeção, a probabilidade de fratura do instrumento é obviamente reduzida. São numerados de 10 a 100, avançando os números em 5 unidades até ao tamanho 60 e depois em 10 unidades até ao tamanho 100. Cada número deve ser representativo do diâmetro do instrumento na ponta, em centenas de mm. A lâmina de trabalho deve começar na ponta, no local designado D1, e deve estender-se exatamente 16 m.m pelo veio, terminando no local designado d2. Os instrumentos estão disponíveis em comprimentos de 21, 25, 28 e 30 mm. Normalmente, são utilizados instrumentos com 25 m.m de comprimento, mas ocasionalmente são necessários instrumentos de 21 mm para molares e instrumentos de 28 ou 30 mm para cúspides.

A broca Gates Glidden

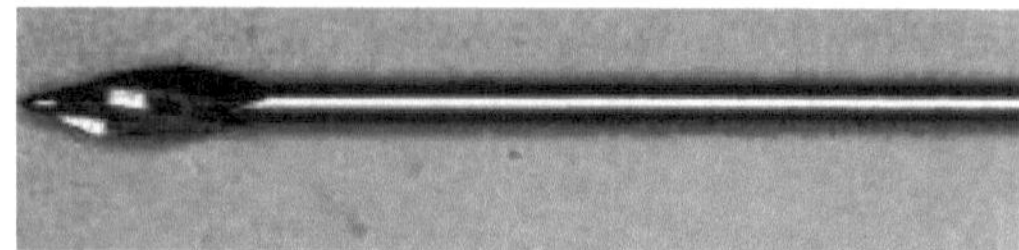

A broca Gates Glidden tem uma haste longa e fina que termina numa cabeça em forma de chama com uma ponta segura para evitar perfurações. São utilizadas para remover o ombro lingual durante a preparação de acesso de dentes anteriores e para alargar os orifícios do canal radicular.

O escareador de ervilhas

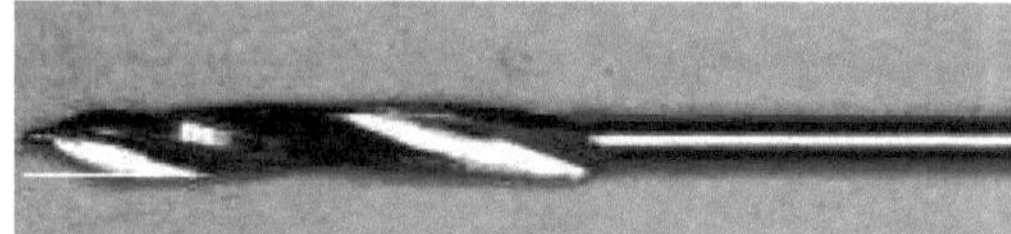

O alargador Peaso tem caneluras longas e afiadas ligadas a um eixo grosso. Corta lateralmente e é utilizado principalmente para a preparação do espaço pós-operatório quando a guta-percha foi removida do canal radicular obturado.

3. INSTRUMENTOS AUXILIARES

a. TESTADOR DE POLPA ELÉCTRICA

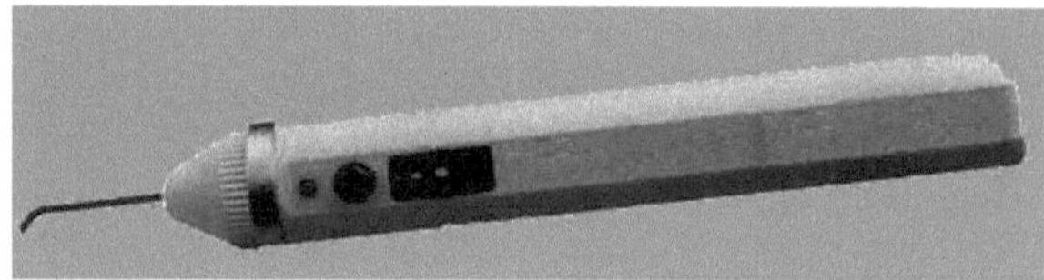

Inicialmente, podem ser aplicados no dente sem qualquer estímulo elétrico e a corrente pode ser ligada e aumentada. Isto permite ao paciente distinguir entre a sensação de tocar o dente e a aplicação de um estímulo. Permite também que o teste seja interrompido logo que se sinta qualquer sensação, em vez de (se a polpa já for hipersensível) sofrer a aplicação de estímulos quentes ou frios.

b. SERINGA E AGULHA DESCARTÁVEIS

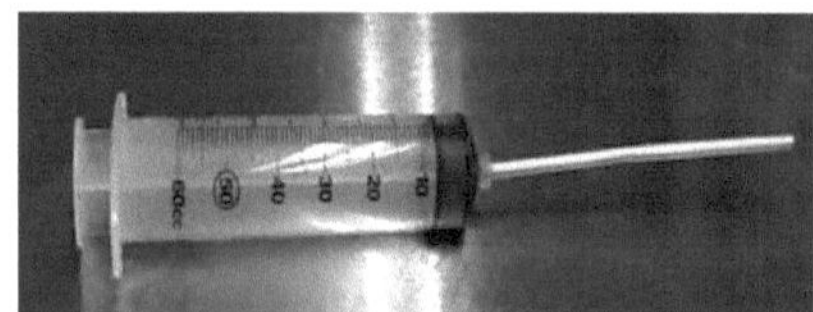

São utilizados para injetar a solução anestésica local na zona em questão.

c. AUXILIARES DE PARALELISMO

1.AUXÍLIO PARALELO

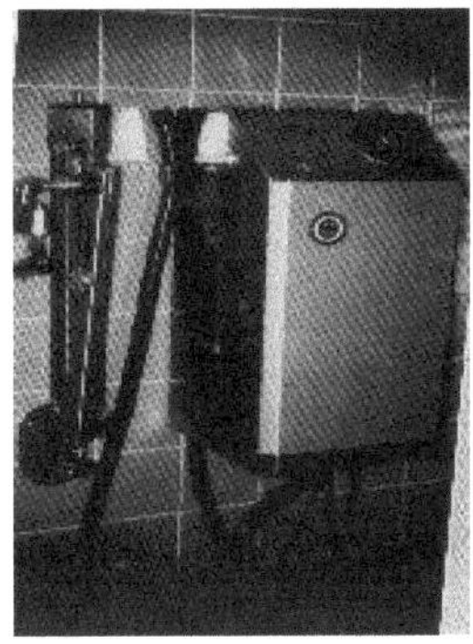

2. PONTOSTRUTOR

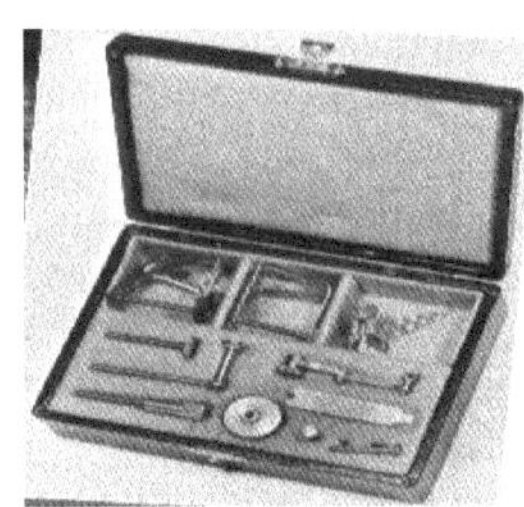

3. PARALELÓMETRO (EVSLIN BRIDGE - O - METER)

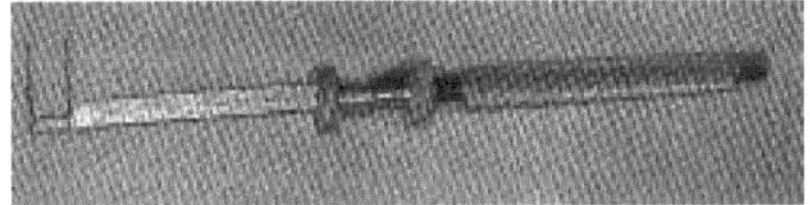

A inclinação dos dentes pilares determinará a trajetória de inserção da ponte e pode indicar que não é possível uma ponte fixa. Linhas paralelas verticais desenhadas num modelo de estudo ajudarão a determinar a angulação dos eixos longos dos dentes. Um dispositivo simples para este fim é uma haste deslizante e um tubo com dois fios paralelos.

Os contornos proximais dos dentes adjacentes aos pilares também devem ser considerados para assegurar que não interferirão com a linha proposta para a inserção da ponte. Se se desejar efetuar o paralelismo dos dentes à mão livre, devem ser observadas algumas regras simples.

1. Em primeiro lugar, o paralelismo dos cortes, bem como dos sulcos ou orifícios, pode ser obtido utilizando uma linha ou um plano, como o plano de oclusão, como guia.

2. Se o operador mantiver a peça de mão paralela a este plano definido, então qualquer corte em qualquer dente, independentemente da sua inclinação ou rotação, será paralelo a qualquer inclinação ou grau de rotação.

3. Observar o plano da peça de mão reta ou a cabeça do contra-ângulo.

4. Manter os dedos, o pulso e o antebraço rígidos. A peça de mão pode, então, ser mantida constantemente na linha de projeção determinada.

c) REMOVEDOR DE COROAS

a. REMOVEDOR DE COROAS CORONAFLEX

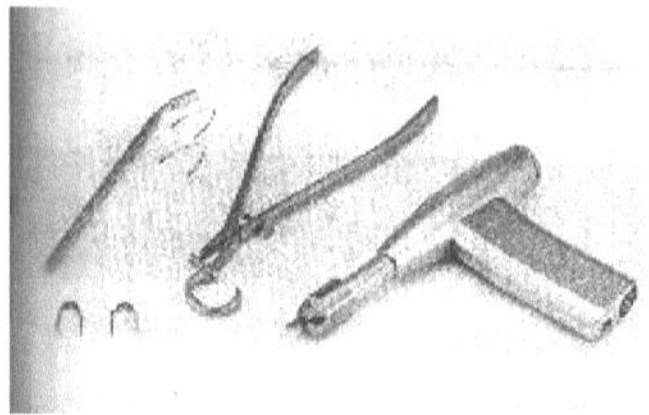

Este é um dispositivo acionado por ar que se liga a mangueiras de peças de mão dentárias padrão através do acoplador multiflex da Ka Vo. O removedor de coroas proporciona um impacto controlado de baixa amplitude na sua ponta. O dispositivo funciona bem em FPDs e é bem tolerado pelos pacientes.

a. O kit inclui anéis para enfiar sob os conectores APD que se prendem a um calibrador de suporte e um grampo adesivo para obter uma compra em coroas individuais. O objetivo é aplicar o impacto no eixo longo do dente pilar. O laço é enfiado por baixo do conetor. A ponta do removedor de coroas é colocada na barra e o impacto é ativado libertando o dedo indicador da válvula de ar.

B) SISTEMA DE COROA E PONTE METALIFT

Neste método, o metal é penetrado com uma broca redonda para criar um canal piloto em cada apartamento, o furo piloto é seguido pela broca especial.

C) REMOVEDOR DE PONTES E COROAS ROYDENT

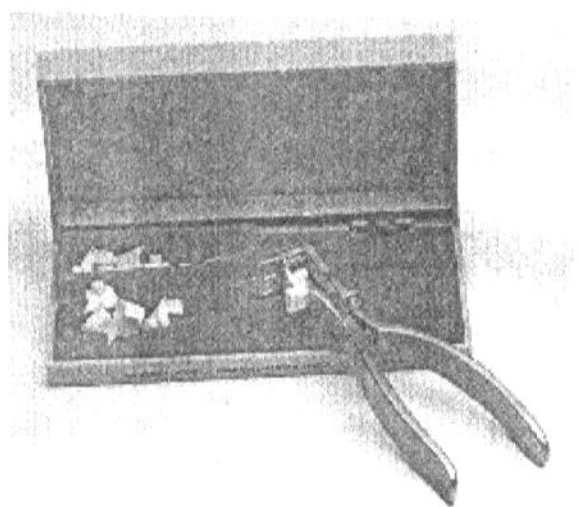

Este dispositivo foi concebido para agarrar uma coroa ou FPD e aplicar uma força de remoção ao longo do eixo longo.

D) REMOVEDOR AUTOMÁTICO DE COROAS

Trata-se de uma peça de mão com mola, acionada por um micrómetro dentário, que exerce uma força vibratória atual sobre as margens dos flanges.

E) REMOVEDOR MANUAL DE COROAS

a) Ação de retorno

b) Acionado por mola.

c) Pneumático.

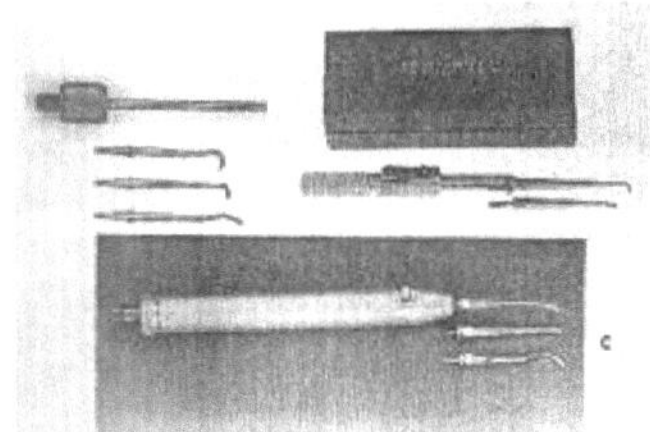

E. DISPOSITIVOS DE LIMPEZA

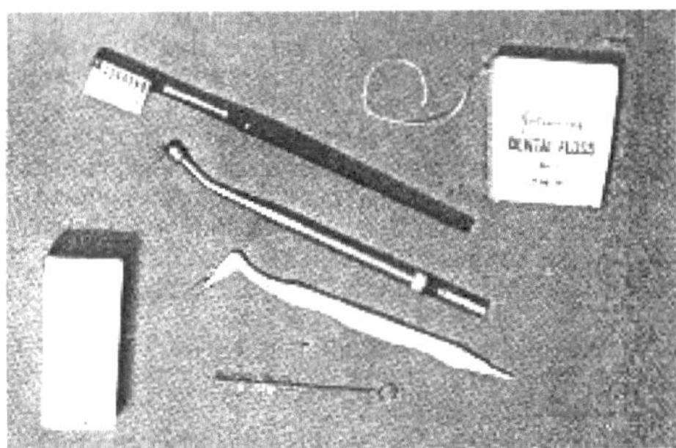

O espaço entre as unidades será, nalguns casos, determinado pelo pôntico e pelo retentor utilizados. O espaço interdentário deve ser acessível à limpeza com fio dentário ou escovas de tufos simples.

Todas as partes das superfícies interdentárias devem ser curvas, de modo a serem acessíveis à limpeza de ambos os lados. Isto é conseguido, na maioria dos casos, pela curva natural formada pela solda, devendo ser dada especial atenção aos espaços interproximais nas regiões posteriores. Espaços adequados são mais importantes devido à maior largura vestibulolingual destes dentes e os espaços mais pobres tornam a limpeza mais difícil.

PAPEL ARTICULADOR

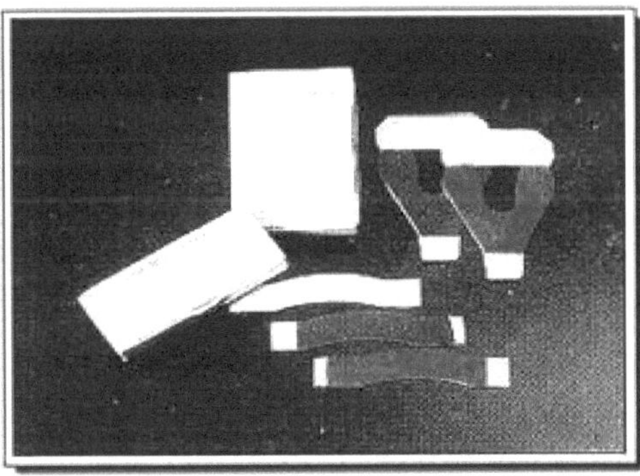

Para a avaliação do contacto oclusal, é necessário papel de articulação muito fino, como o papel GHM, que pode ser contido com tinta de marcação apenas num dos lados, mantendo-o assim tão fino quanto possível. A tinta de marcação é transferida do papel para o dente em qualquer ponto de contacto, desde que os dentes estejam secos, marcando assim esses pontos com grande precisão.

Estão disponíveis pinças especiais para um manuseamento mais fácil deste material em película, que pode ser mantido no lugar por um assistente enquanto o operador manipula a mandíbula relaxada. Isto pode ser útil para determinar onde existem contactos prematuros na oclusão cêntrica.

A pinça adesiva é fixada com resina autopolimerizável utilizada para remover uma única coroa.

E. UNIDADES DE FOTOPOLIMERIZAÇÃO

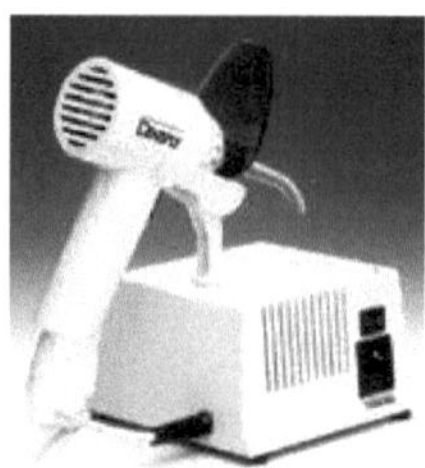

A fotopolimerização pode ser efectuada com unidades de fotopolimerização de halogéneo de quartzo-tungsténio, unidades de fotopolimerização por arco de plasma, unidades de fotopolimerização por laser e unidades de fotopolimerização por díodos emissores de luz.

No interior da unidade de fotopolimerização (QTH) existe uma fonte de alimentação que aquece um filamento de tungsténio numa lâmpada de quartzo contendo um gás de halogéneo. A potência da lâmpada depende do controlo da tensão e das caraterísticas operacionais da lâmpada. Dentro da unidade de fotopolimerização, a luz da lâmpada é recolhida, reflectindo-a a partir de um espelho prateado por detrás da lâmpada, em direção ao caminho que desce pela cadeia de fibra ótica até à ponta. A superfície do espelho aquece durante o funcionamento da luz e arrefece entre utilizações. É possível limpar rotineiramente esta superfície com álcool ou solventes de metiletilcetona em cotonetes para renovar a sua eficácia de reflexão. O refletor tem uma geometria parabólica em vez de hemisférica, de modo a concentrar a luz numa pequena fibra ótica. Para maximizar qualquer aquecimento que possa ocorrer durante a fotopolimerização, são inseridos dois filtros no trajeto da luz imediatamente antes do sistema de fibra ótica. Os filtros de passagem de banda ultravioleta e infravermelhos eliminam quantidades significativas de luz desnecessária e convertem-na em calor dentro da unidade.

A luz que passa através do feixe de fibras ópticas é emitida pela ponta da unidade de cura. As caraterísticas de saída da ponta geralmente não são uniformes, com luz de alta intensidade observada no centro da contaminação da resina do feixe. Na ponta da unidade de cura, a saída efectiva é bastante reduzida, pelo que a ponta deve ser limpa de resina curada.

Geralmente, as luzes de cura QTH que funcionam na gama normal têm saídas de 400 a 800 mW / cm^2 . Uma boa regra geral é que a saída mínima nunca deve ser inferior a 300 mW/cm^2 . Um radiómetro foi concebido para medir o nível de fotões por unidade de tempo através de uma janela normal de 11 mm de diâmetro. A energia luminosa que entra num feixe de fibra ótica é difundida ou concentrada, dependendo de a ponta da unidade de cura ser maior ou menor, respetivamente. A mudança de uma ponta padrão de 11 mm de diâmetro para uma pequena de 3 mm de diâmetro tem o efeito de aumentar a saída de luz em oito vezes. Aumentos nas temperaturas pulpares de mais de 5º c a 8º c causam facilmente a morte celular.

A intensidade da luz que atinge o compósito é inversamente proporcional à distância entre a ponta do feixe de fibra ótica da luz de cura e o feixe de luz de cura do compósito e a superfície do compósito. Idealmente, a ponta deve estar a 2 mm do compósito para ser eficaz, a distâncias superiores a 6 mm para luzes QTH, a saída pode ser inferior a um terço da ponta. Para permitir uma maior aproximação da luz de polimerização ao compósito, foram promovidas cunhas transmissoras de luz para polimerização interproximal e foram disponibilizadas pontas de focagem de luz para acesso às caixas proximais. A maior parte da fotopolimerização requer um mínimo de 20 segundos para uma polimerização adequada em condições óptimas de acesso. Para garantir uma polimerização adequada, tornou-se prática comum efetuar uma postura durante 20 a 60 segundos.

E) FICHEIROS BASTIAN

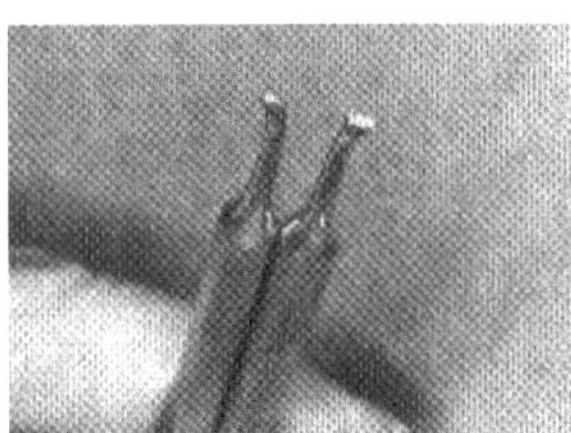

Estas são utilizadas para alisar os ombros,

BITE WAFERS

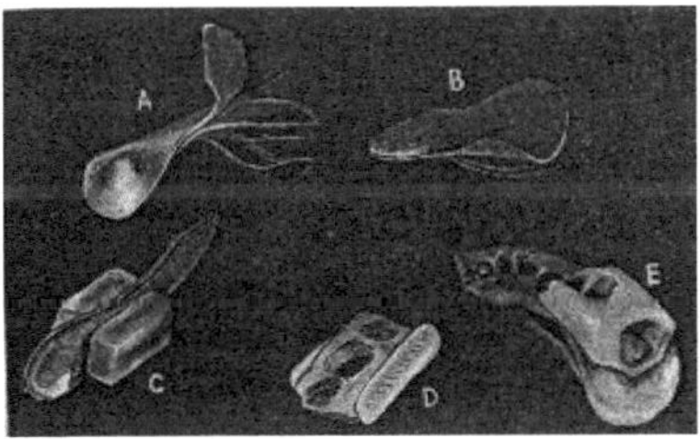

Quando as incrustações ou a ponte devem ser completadas no modelo articulado, é essencial obter um registo exato. Uma pastilha de mordida ou bandeja de mordida deve ser construída de forma a evitar que os dentes opostos mordam e destruam o registo.

A pastilha de mordedura "lamino" é composta por três camadas de cera e duas folhas de celofane, todas em ordem alternada, sendo as duas camadas exteriores de cera e a espessura total de cerca de 1/8 de polegada. Se se pretender uma mordedura em bloco seccional, esta é construída nas superfícies superior e inferior da água com cera de placa de base. Quando o paciente tiver mordido o bloco e os dentes estiverem interligados, a cera ainda macia é suavemente pressionada contra os dentes e os tecidos. As folhas de celofane evitam qualquer colisão, mas são suficientemente finas para não interferir com a relação correta.

O tabuleiro de mordedura (condição) é composto por duas camadas de cera com uma folha de celofane entre elas e lados de cartão. Depois de o doente ter mordido a cera e os dentes terem sido colocados em oclusão, os lados de cartão são puxados um para o outro por meio de um cordão. Qualquer que seja o tipo utilizado, verificar se existe distorção após a remoção da boca.

AS FONTES DE LUZ ARTIFICIAL

As fontes de luz artificial que têm uma distribuição uniforme do espetro - energia específica como a luz do dia. A luz consistente é sempre obtida independentemente da hora do dia, utilizando uma fonte de luz artificial deste tipo. Isto permite uma correspondência exacta da tonalidade.

10. INSTRUMENTOS UTILIZADOS NA MOLDAGEM

1. TAÇA DE BORRACHA, ESPÁTULA, COLHER

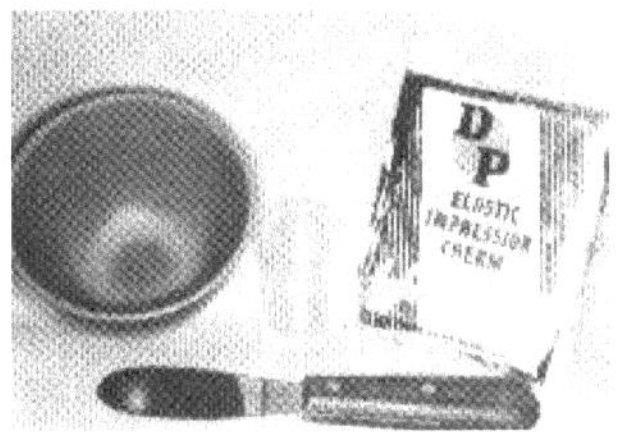

A taça de borracha pode ser flexível ou rígida. As espátulas estão disponíveis em duas formas curvas As espátulas são utilizadas para misturar alginato. Estão disponíveis espátulas rígidas para a mistura de gesso e colheres de tamanhos variáveis para a distribuição de material.

1. BANDEJA

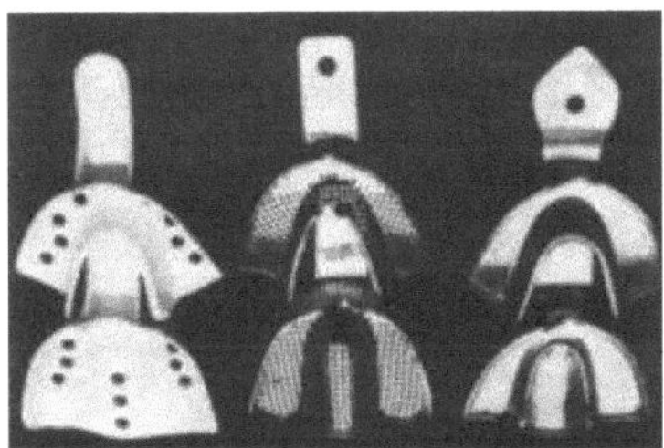

As moldeiras de estoque para arcadas parcialmente edêntulas podem ser usadas para fazer a moldagem para a prótese parcial fixa. Estas moldeiras são do tipo perfurado ou de fecho de aro. Uma consideração primordial na seleção de uma moldeira adequada é a rigidez absoluta que deve ser proporcionada pelo material da moldeira. Uma vez que existe pouca probabilidade de se deformarem em qualquer altura durante o procedimento de moldagem. No entanto, muitos dentistas utilizam moldeiras de resina acrílica personalizadas que foram construídas com base no molde de diagnóstico.

Para que o material de impressão em ágar seja utilizado em seringas de injeção para impressões de incrustações, coroas e pontes, é necessária uma unidade de condicionamento. Esta é constituída por três compartimentos. O primeiro, no qual a água pode ser fervida para liquefazer o material (100 C), o segundo, que pode ser ajustado para manter uma temperatura adequada para armazenamento (63 a 66 C) e o terceiro, que é ajustado para uma temperatura adequada como banho de têmpera (46 ± 1 C). A temperatura dos banhos de armazenamento e de têmpera deve ser verificada diariamente com um termómetro para garantir que as definições do seletor não foram deslocadas acidentalmente.

Para a moldagem com massa e pasta, é utilizada uma seringa para carregar a moldeira e também para colocar o material de moldagem na boca do paciente. O bocal é suficientemente longo e pequeno para ser utilizado na profundidade da maioria dos preparos e a abertura do bocal é adequada para ejetar todos os materiais de moldagem elásticos. A moldeira utilizada com a técnica de injeção deve proporcionar uma boa retenção mecânica para o material de impressão e deve ser suficientemente rígida para evitar distorções.

Para a impressão de um único dente, é utilizada uma banda de cobre. Selecionar uma banda de cobre cuja altura seja igual à altura das cúspides e do contorno. Utilizar um alicate de bico redondo especialmente concebido para o efeito, embora simples, que não corte nem amolgue a banda. O contorno é efectuado principalmente nas superfícies vestibular e lingual e em todo o bordo oclusal da banda.

Uma moldeira de impressão personalizada corretamente construída é essencial para obter uma reprodução exacta dos tecidos intra-orais. Uma moldeira personalizada bem construída permite ao dentista obter uma impressão mais exacta do que é possível com uma moldeira de stock disponível no mercado, porque o material de impressão pode ser mais facilmente controlado, confinado e direcionado à volta dos dentes, resultando numa maior precisão. Além disso, uma moldeira corretamente construída permite a utilização da espessura adequada do material de moldagem, aumentando assim a precisão e reduzindo o custo dos materiais. O material mais comummente utilizado para fabricar moldeiras personalizadas é a resina acrílica autopolimerizável. As moldeiras de impressão personalizadas em resina acrílica têm várias caraterísticas que as tornam superiores a outras moldeiras, tais como metal de reserva, plástico formado a vácuo, plástico de reserva ou goma-laca. As moldeiras de impressão personalizadas de resina acrílica são facilmente construídas pelo técnico de laboratório dentário, económicas, dimensionalmente estáveis, rígidas e compatíveis com os materiais de impressão disponíveis e facilmente alteradas ou reparadas.

11.INSTRUMENTOS UTILIZADOS PARA A CIMENTAÇÃO DE PONTES

PLACAS DE VIDRO, ESPÁTULA DE CIMENTO E INSTRUMENTOS DE PLÁSTICO

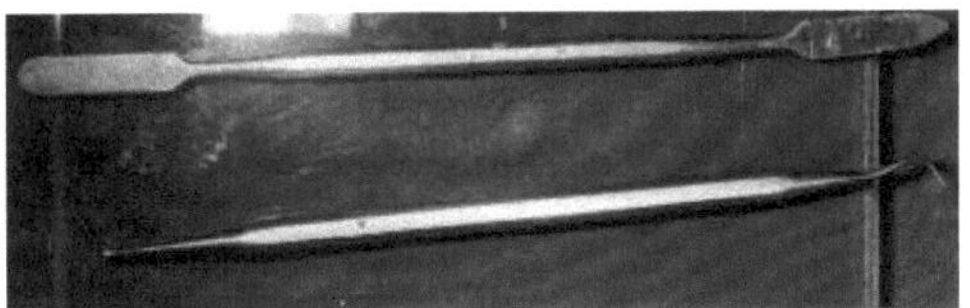

As placas de vidro são utilizadas para misturar cimento. As espátulas de cimento classificam-se em duas categorias. São elas a espátula de aço inoxidável e a espátula AGATE. A espátula de aço inoxidável é utilizada para a mistura de cimento. A espátula AGATE é utilizada para a mistura do glassionomer,

São utilizados instrumentos de plástico para colocar os cimentos de cimentação nos pilares da ponte antes de os posicionar na boca do paciente.

12. INSTRUMENTOS DE LABORATÓRIO

INSTRUMENTOS UTILIZADOS PARA A PREPARAÇÃO DO COTO

a) DI - LOK TRAY

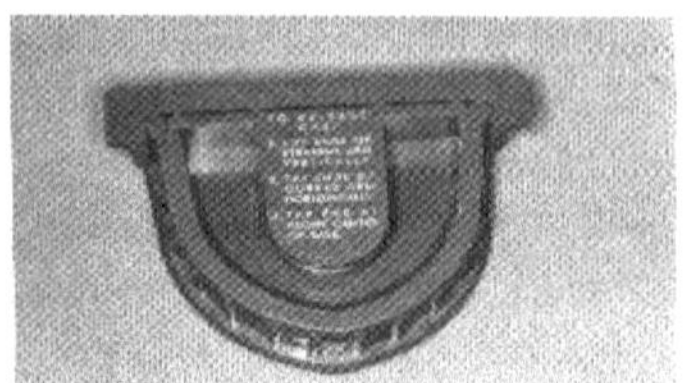

O molde preparado é mergulhado em água durante alguns minutos. Enche-se o tabuleiro com dois terços de pedra devidamente misturada, de cor diferente da do molde mestre, mas com as mesmas propriedades físicas, e insere-se o molde no tabuleiro Di - Lok.

b) MÁQUINA DE GALVANOPLASTIA

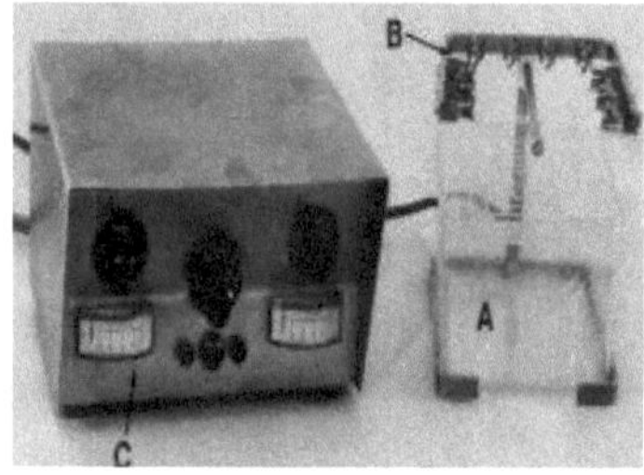

A. Reservatório de fluido
B. Suporte catódico
C. Regulador de amperagem

A máquina de galvanoplastia é constituída por uma câmara de fluido na qual está suspenso um ânodo com carga positiva e um cátodo com carga negativa. Uma solução de iões metálicos do metal do ânodo é colocada no reservatório de fluido e uma corrente eléctrica fraca é passada através do sistema para formar o circuito de galvanoplastia. Este sistema é utilizado para revestir uma impressão com iões metálicos para criar um molde electroformado.

c) MODELO TRIMMER

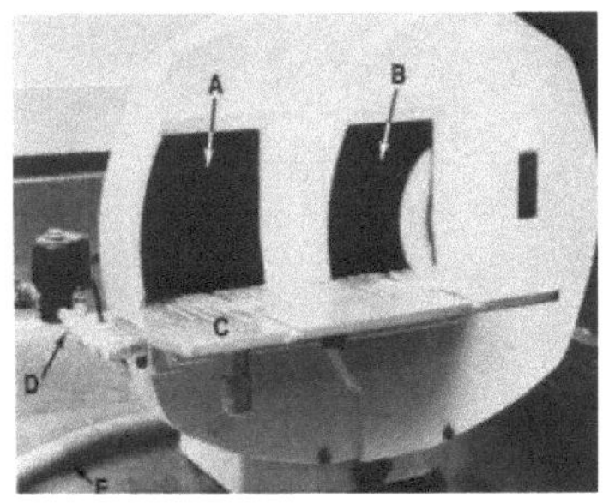

A. Retificação grosseira

B. Mós finas
C. Plataforma de trituração
D. Entrada de água controlada

E. Saída de água

O aparador de modelos é um motor elétrico ao qual está ligada uma mó. A máquina tem uma ou duas mós, uma grossa e outra fina, que são lavadas por um jato de água controlado. A água elimina os resíduos da mó da mó e reduz o calor gerado pelo processo de moagem na mó. Os aparadores de modelos são utilizados para retificar e moldar pedra dentária ou custos de gesso de laboratório.

d) O INSTRUMENTO DE PARALELISMO MANN

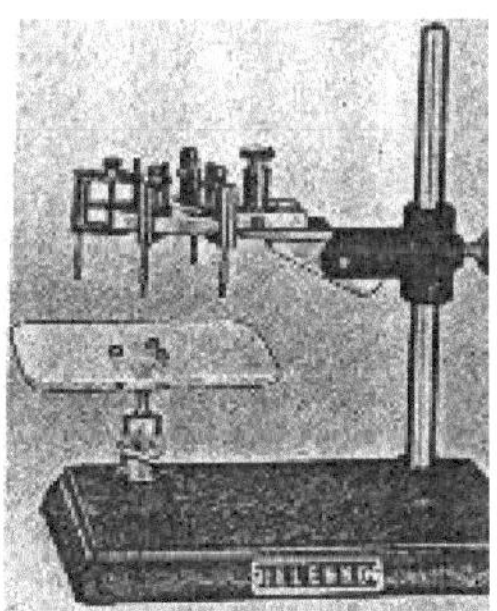

O instrumento Mann Paralleling (U.S. Port No. 2669780) simplifica grandemente o paralelismo e a centragem de pinos de cavilha em moldes de hidrocolóide de matrizes dentárias amovíveis.

e) PINO - SISTEMA DE RELAÇÃO DE MATRIZES DEX

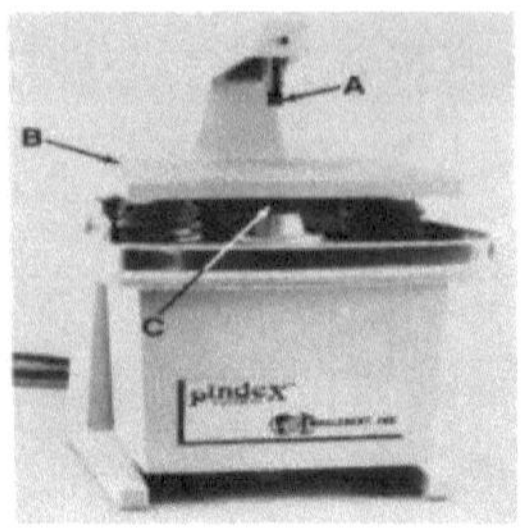

A. Luz indicadora

B. Plataforma de perfuração

C. Prensa de perfuração

O sistema de relação de moldes pin dex é uma pequena prensa de perfuração que, através da utilização de uma luz indicadora suspensa, é capaz de direcionar a colocação de furos de pinos num molde de trabalho durante a construção do molde.

f) PINOS DOWEL

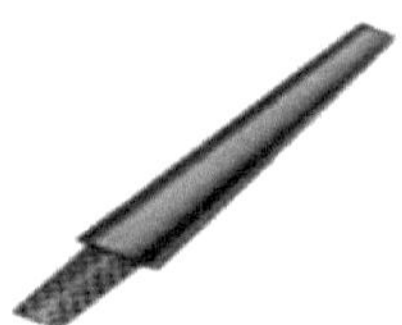

A deslocação precisa da matriz no molde mestre é normalmente conseguida com pinos ou cavilhas de fixação. Quando se utiliza uma única cavilha, esta deve ter, pelo menos, uma superfície plana para oferecer resistência à rotação.

g) SERRA DE FITA

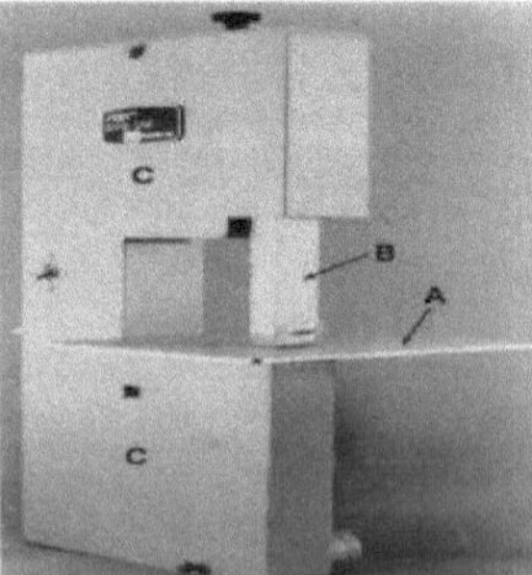

A. Plataforma de corte

B. Cobertura da lâmina de serra

C. Motor e caixa da serra

A serra de fita é uma serra eléctrica utilizada para cortar e seccionar moldes e matrizes.

h) SERRA DE CÓPIA

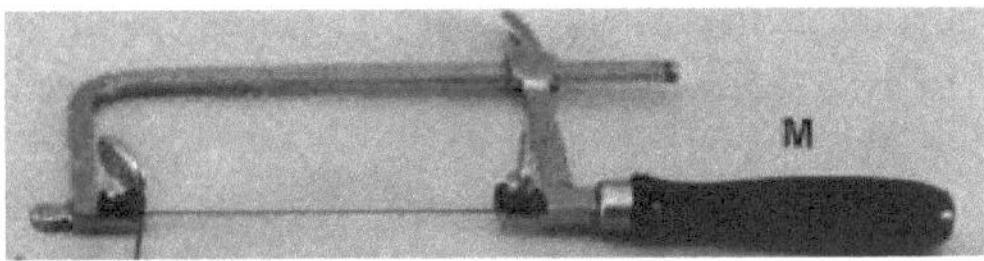

A serra de copiar é um instrumento manual utilizado para cortar e seccionar moldes e matrizes.

13. INSTRUMENTOS UTILIZADOS PARA A MONTAGEM DO MOLDE

Os articuladores podem ser definidos como um dispositivo mecânico que representa as articulações temperomandibulares. Membros da mandíbula aos quais podem ser fixados moldes maxilares e mandibulares para simular o movimento da mandíbula.

São utilizados para

1) Montagem de moldes dentários para diagnóstico, planeamento do tratamento e apresentação do paciente.

2) Fabrico de superfícies oclusais para restaurações dentárias.

3) Disposição de dentes artificiais para próteses parciais completas e amovíveis.

VANTAGENS

1. Os moldes corretamente montados permitem ao operador visualizar melhor a oclusão do paciente, especialmente a partir da vista lingual.
2. Quando se articulam dentes para próteses completas, a vista lingual fornecida com o articulador é essencial para desenvolver um esquema oclusal correto.
3. A cooperação do paciente não é um fator a ter em conta quando se utiliza o articulador, uma vez obtidos os registos interoclusais adequados do paciente.
4. Os registos interoclusais podem ser obtidos e a oclusão da prótese completa pode ser afinada fora da boca num articulador.
5. É necessário muito mais tempo de cadeira e de consulta do doente quando se utiliza a boca como articulador.
6. Podem ser delegados mais procedimentos ao pessoal auxiliar quando se utiliza um articulador para desenvolver a oclusão do doente
7. A saliva, a língua e as bochechas do paciente não são factores a ter em conta quando se utiliza um articulador.

REQUISITOS DE UM ARTICULADOR

1. Deve manter os moldes nas relações horizontais corretas
2. Deve manter os moldes nas relações verticais corretas.
3. Deve proporcionar um batente vertical anterior positivo
4. Deve aceitar um registo de transferência de rosto - arco
5. Deve abrir e fechar num movimento de dobradiça
6. Deve permitir movimentos protrusivos e laterais
7. As partes móveis devem mover-se livremente e ser maquinadas com precisão
8. As partes não móveis devem ser de construção rígida

CLASSIFICAÇÃO DOS ARTICULADORES

***Classe:** I*: Estes instrumentos recebem e reproduzem traçados gráficos tridimensionais. Este articulador pode ser ajustado de modo a permitir um movimento condilar individual em cada uma das deslocações laterais do lado em órbita (equilíbrio) e a sua direção no lado em rotação (trabalho).

a) Computador gnatológico Stuart
b) Estenografia da ATM
c) Denar D5A
d) Sistema combi Denar
e) Hanau Sistema modular
f) Gnatoscópio Mccollum
g) Kinoscópio de Hanau
h) Cosmax
i) Simulador Aderer
j) Articulador Ney

***Classe II*:** Estes instrumentos não recebem registos gráficos tridimensionais, alguns têm controlos fixos, outros são ajustáveis, mas normalmente não em mais do que planos, a maioria está definida para médias anatómicas ou com algum tipo de registos posicionais.

Tipo -I: podem abrir e fechar num movimento de dobradiça; alguns permitem movimentos limitados de tipo excursivo não ajustável. Não aceitam arcos faciais.

a) Trubyte simplex
b) Gariot
c) A dobradiça de porta de celeiro adaptável
d) Equilibrador Hagemen
e) O Bonwill
f) Grittman
g) Gysi simplex e adaptável
h) Acme

TIPO II: Os articuladores são concebidos para se adaptarem a teorias específicas de oclusão.

a) Monção
b) Transógrafo
c) Prático - II
d) O Correlacionador

Tipo III: São concebidos para fornecer orientação de elementos condilares através de médias, registos posicionais ou sistemas de mini-gravadores.

a) Dentadura
b) Hanau
c) Mistura para bater
d) Denar
e) TMJ

f) Panadent

g) Casa

TIPO IV: São utilizados principalmente para a técnica de prótese completa.

a. Tripé Stansbery.
b. Irish Dupli - Funcional
c. Dentógrafo de faca

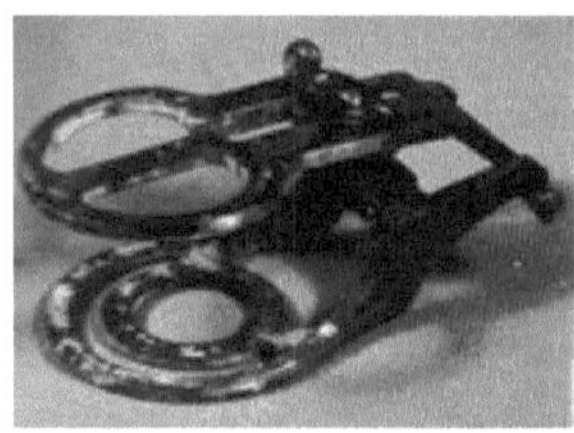

ARTICULADORES DE INTERESSE HISTÓRICO

1. ARTICULADOR GARIOT

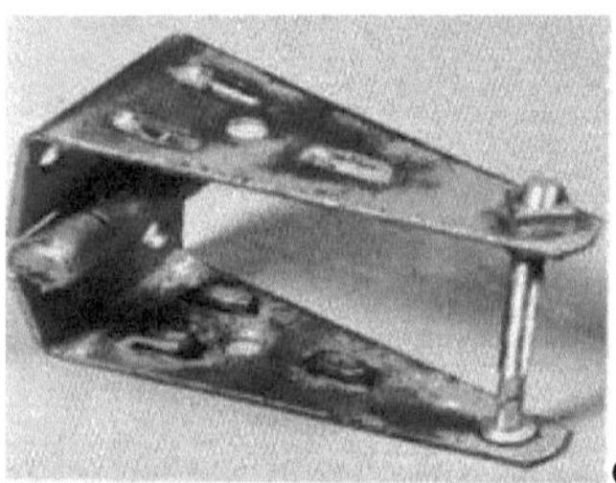

Gariot terá concebido o articulador de articulação por volta de 1805. Tal como foi concebido originalmente, consiste em duas armações metálicas às quais o molde pode ser fixado, uma dobradiça simples para as unir e um parafuso de ajuste na parte posterior do instrumento para manter as armações numa posição vertical fixa.

2. A DOBRADIÇA ADAPTÁVEL PARA PORTAS DE CELEIRO

Possui um batente vertical na extremidade anterior dos membros superiores e inferiores, proporcionando um instrumento mais fiável do que alguns dos outros articuladores de articulação de linge.

3. O EQUILIBRADOR HAGEMAN

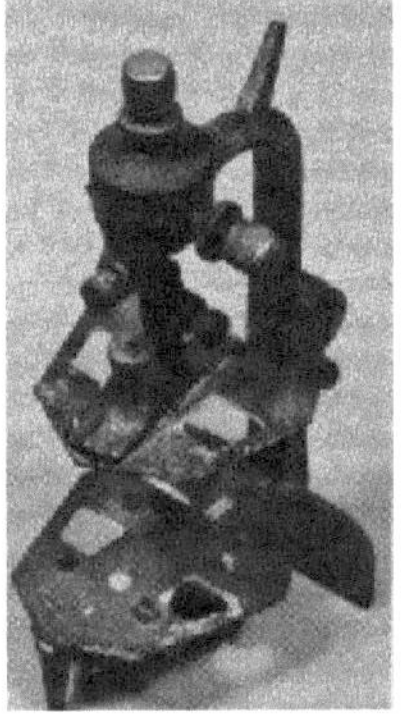

Abre e fecha uma dobradiça.

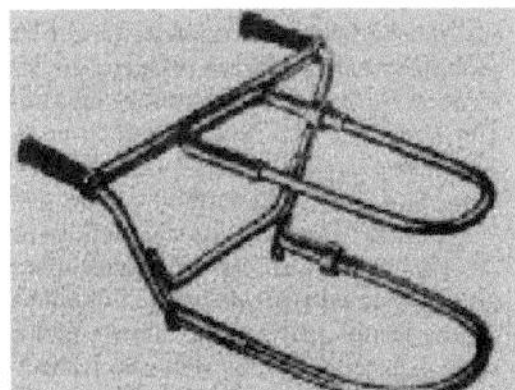

4. O BONWILL

Em 1858, Bonwill desenvolveu o primeiro articulador com um esforço sério para imitar os movimentos da mandíbula em posições excêntricas.

5. O GRITÃO

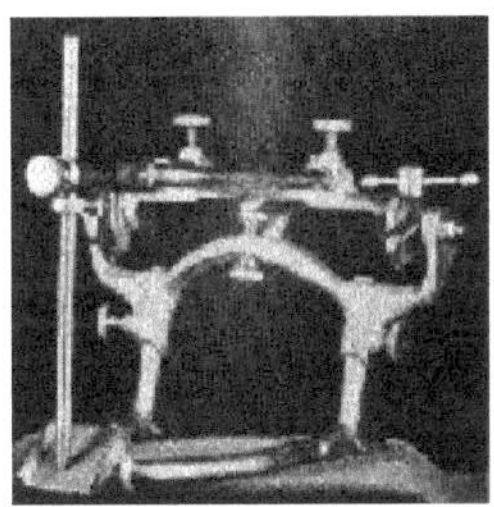

Em 1899, Grittman desenvolveu o articulador. Os côndilos encontram-se no membro inferior do articulador e as suas trajectórias são inclinadas em 15°. Os gessos são montados neste instrumento de acordo com o triângulo de Bonwill, que é um triângulo equilátero de 10 cm de côndilo a côndilo e ao ponto de contacto do incisivo central inferior.

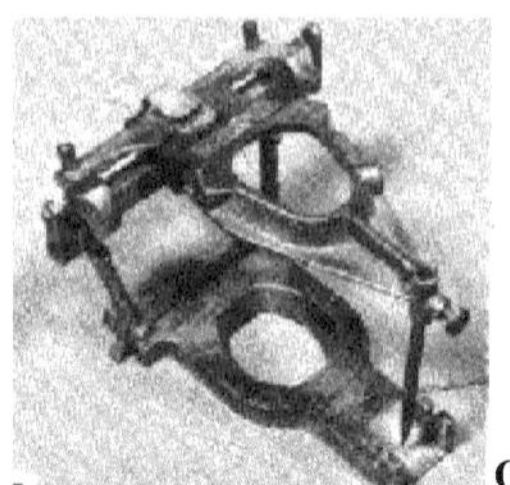

6. O ACME

O Acme é uma evolução do snow, concebido em 1906. O Acme está disponível em três modelos para acomodar três gamas de distância intercondilar; as trajectórias condilares são trajectórias rectas ajustáveis, os pinos-guia incisais assentam numa guia variável

7. O GYSI ADAPTÁVEL

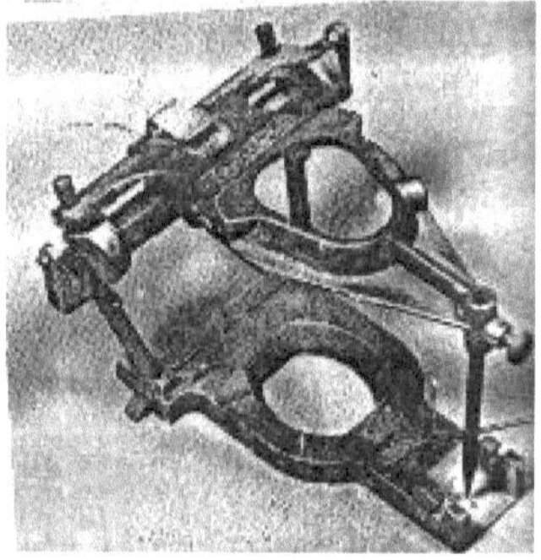

O Gysi adaptável foi introduzido em 1908, era um instrumento avançado na altura, pois utilizava traçados gráficos extra-orais e uma placa de trajetória condilar específica. Aparentemente, este instrumento não foi aceite pela profissão.

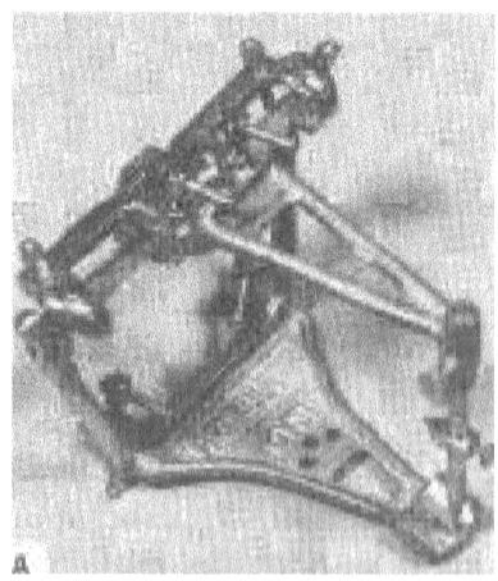

O GYSI SIMPLEX

O Gysi simples foi introduzido em 1914 por Alfred Gysi de Zurique como articulador de valor médio. Os côndilos estão no membro inferior e as trajectórias condilares estão inclinadas a 30°, a orientação incisal está fixada a 60°.

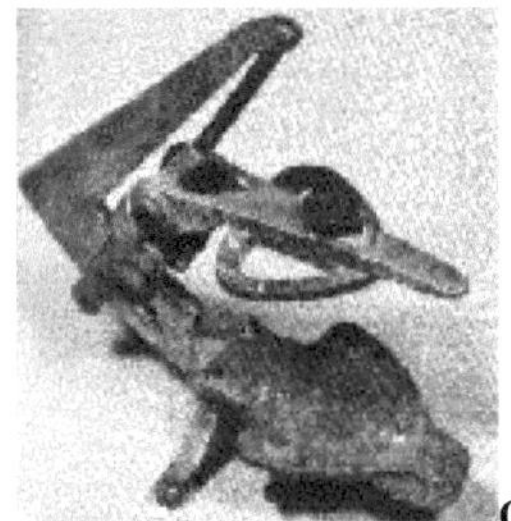

8. O ARTICULADOR MONSON MAXILO - MANDIBULAR

Em 1918, Monson apresentou o instrumento maxilo-mandibular baseado na teoria esférica do movimento e não aceita a transferência do arco facial. O instrumento Monsoons baseia-se na sua teoria esférica da oclusão, na qual cada cúspide e bordo incisal se conforma a um segmento da superfície de uma esfera de oito polegadas de diâmetro com o seu centro na glabela. O membro superior do instrumento move-se anteroposteriormente e mediolateralmente, de acordo com a teoria esférica de Monson.

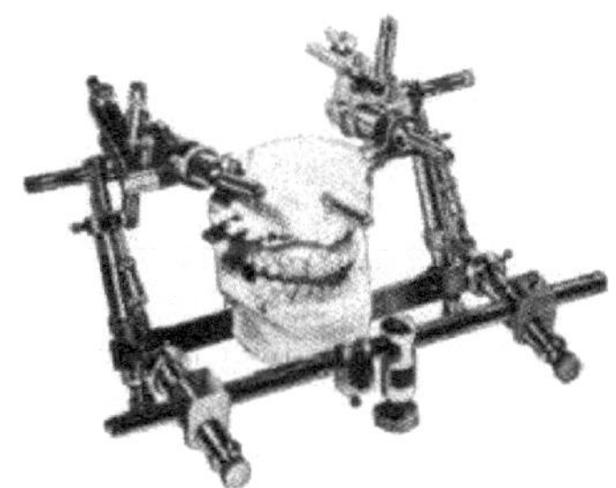

9. O ARTICULADOR DA CASA

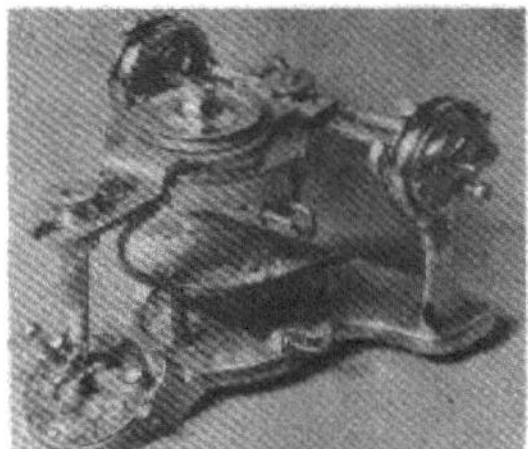

O articulador House foi concebido por M.M. House em 1927. O instrumento permite o movimento excêntrico com base em registos gravados permite o movimento excêntrico com base em registos gravados obtidos do doente e não aceita uma transferência face-bow. Os moldes são montados de forma arbitrária. O instrumento é ajustado por meio de um "chew-in" de "casa de agulhas" que emprega quatro pinos metálicos no rebordo de oclusão superior contra um rebordo de oclusão composto inferior. Diamante contra um aro de oclusão composto inferior. São criadas trajectórias em forma de diamante. O instrumento também utiliza uma rebarbadora rotativa no membro superior para fresar numa área elíptica de 40/1000 polegadas, de modo a libertar a oclusão em oclusão cêntrica.

10. O ARTICULADOR BERGSTROM

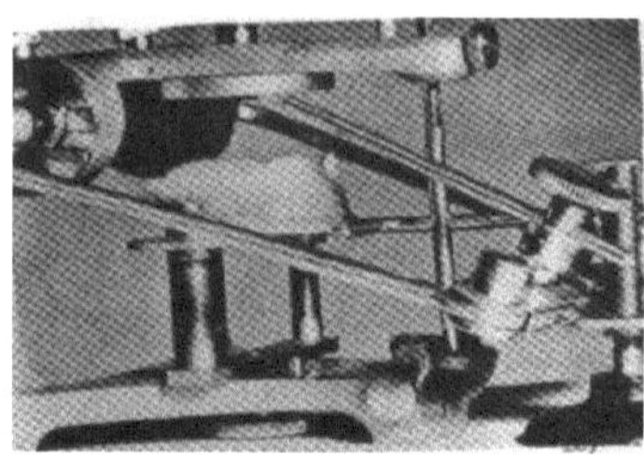

Bergstrom concebeu um instrumento em 1950 chamado articulador Arcon. Os côndilos encontram-se no membro inferior do instrumento e as guias condilares são curvas e encontram-se no membro superior. O instrumento de Bergstrom não foi o primeiro instrumento Arcon, mas foi o primeiro a utilizar o termo Arcon.

12. O ARTICULADOR DENTATUS

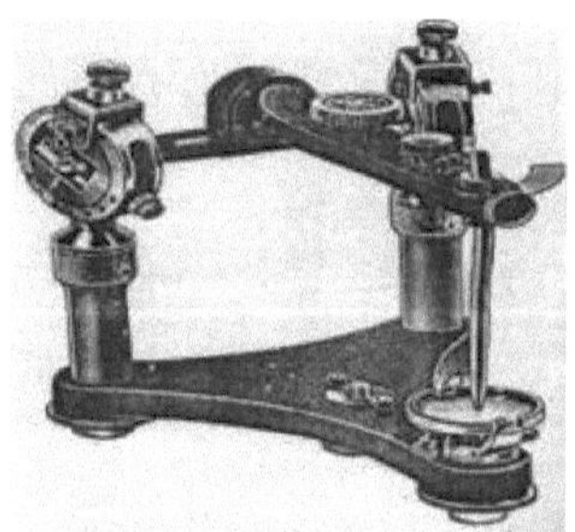

O Dentatus foi concebido em 1944 na Suécia. Este articulador é único na medida em que a relação entre os membros superiores e inferiores pode ser padronizada com um bloco de calibre para que o molde possa ser transferido de um articulador para outro e manter a mesma relação.

13. O ARTICULADOR HANAU MODELO H

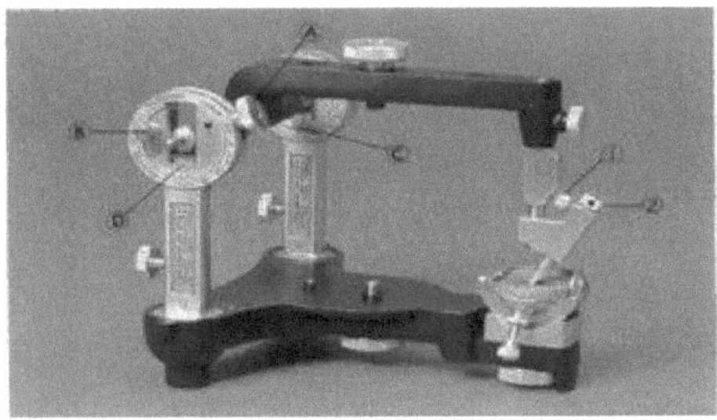

O modelo Hanau H foi concebido por Rudolph Hanau, um engenheiro mecânico, em 1923. O seu articulador aceita uma transferência de arco facial e a inclinação horizontal do côndilo é definida por meio de um registo interoclusal saliente. Os côndilos encontram-se no membro superior e o anjo de Bennett foi calculado a partir da inclinação condilar horizontal através da equação de Hanau L = h/8 +12.

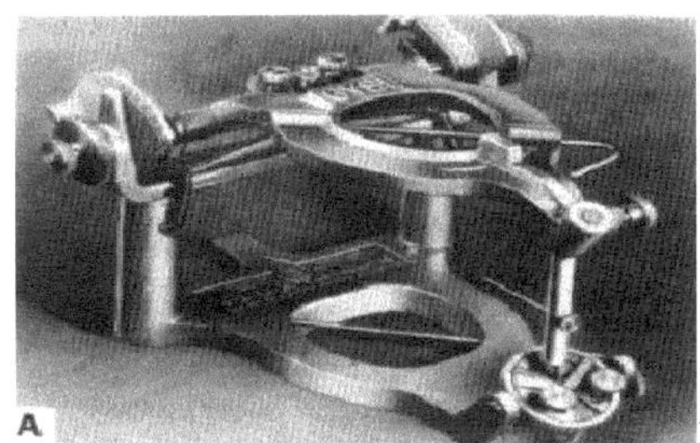

14. O ARTICULADOR TRUBYTE

Em 1926, foi introduzido pela Gysi um articulador bastante sofisticado para a época, chamado articulador Trubyte. Trata-se de um instrumento Monarcon com inclinações intercondilares fixas, individualmente ajustáveis, e ajustes individuais de Bennett situados perto do centro do eixo intercondilar. A mesa de guia incisal é ajustada ao ângulo da arcada gótica do paciente.

15. O KINOSCÓPIO DE HANAU

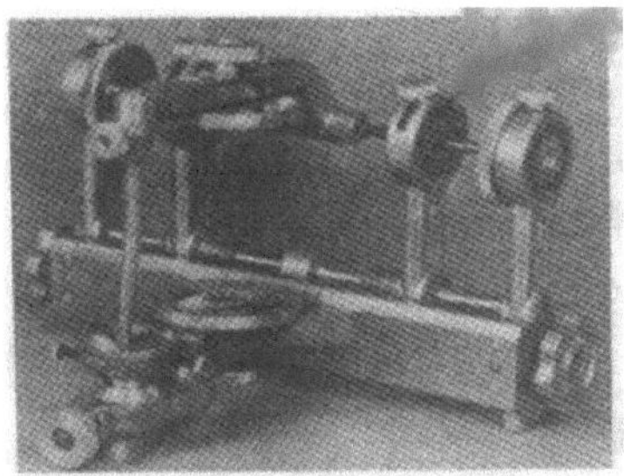

O Kinoscope foi concebido por Hanau em 1927 e tem dois postes condilares de cada lado. Os postes intercondilares têm as guias condilares horizontais e são ajustados mediolateralmente para produzir equivalentes mecânicos da distância intercondilar. O ângulo de Bennett é ajustado através da rotação de cones excêntricos contra a deslocação do eixo horizontal.

16. O ARTICULADOR DE TRIPÉ STANSBERRY

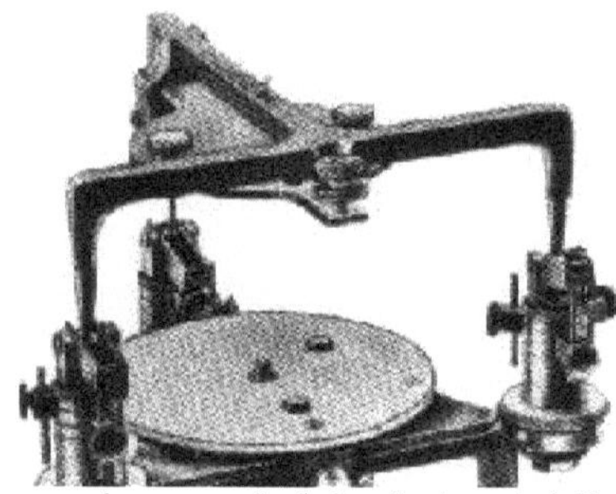

Em 1928, Stansberry concebeu um articulador do tipo tripé. Este tinha uma guia mecânica situada posteriormente e duas guias situadas anteriormente. Estas guias são ajustadas por meio de registos posicionais interoclusais. Stansberry considerou que estas três guias podiam simular o movimento mandibular independentemente da sua localização.

17. O ARTICULADOR NEY

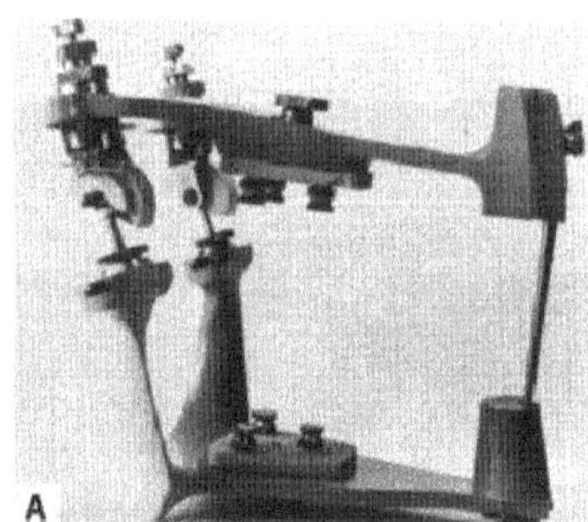

O articulador Ney foi concebido por De Pietro em 1960 e era um verdadeiro instrumento de arco. Este é o primeiro articulador a ter caixas condilares que continham paredes traseiras, médicas e superiores ajustáveis num único conjunto. A técnica recomendada para este instrumento utiliza registos posicionais.

18. O ARTICULADOR UNIVERSITÁRIO HANAU SÉRIE 130 - 21

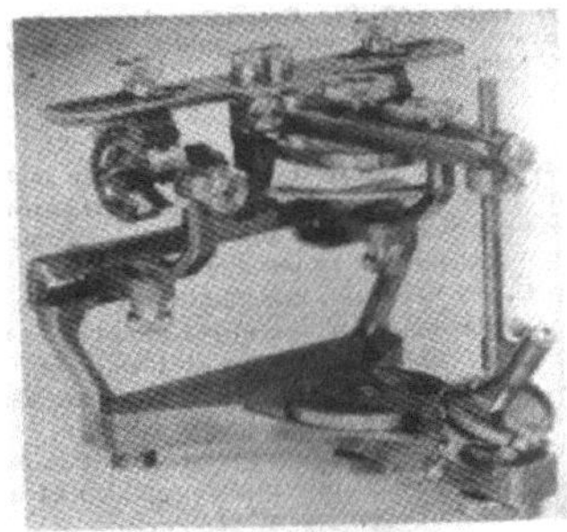

O Hanau 130-21 foi concebido por Richard Beu e James Janik em 1964. Este é o articulador mais sofisticado da série de articuladores da Universidade de Hanau. Tem um eixo horizontal dividido que pode ser ajustado verticalmente e horizontalmente, distância intercondilar ajustável, guias Bennett ajustáveis e guias de trajetória condilar horizontal ajustáveis. É utilizado com registos interoclusais protrusivos e laterais.

19. O ARTICULADOR TELEDYNE

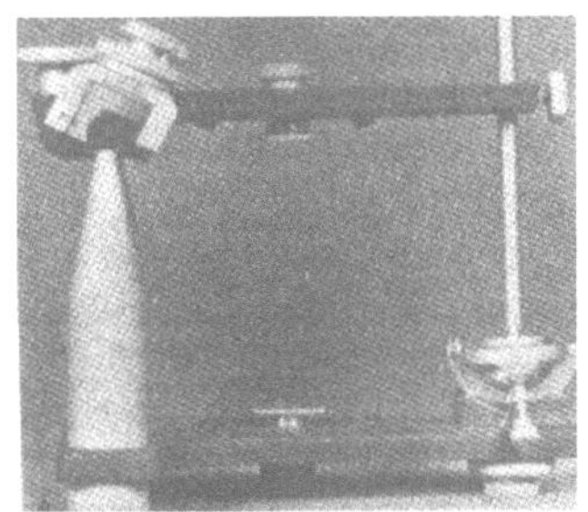

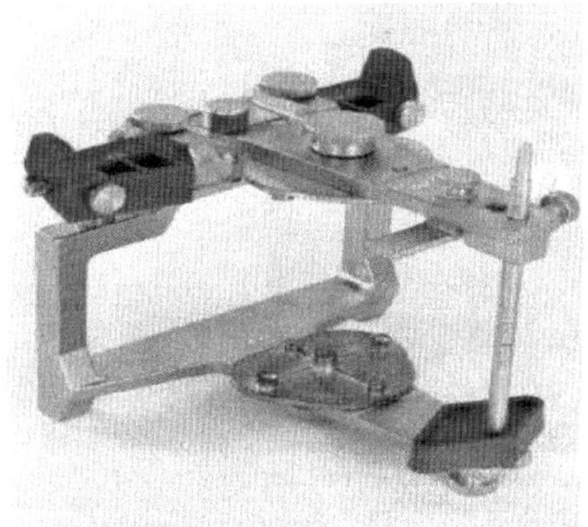

O articulador Teledyne foi concebido por Richard Beu da Divisão de Hanau da Teledyne Dental em 1975. É um instrumento em arco com paredes médicas e posteriores ajustáveis e guias condilares horizontais ajustáveis. A distância intercondilar é fixa. No entanto, com registos interoclusais laterais, a distância intercondilar do paciente é simulada através do ajuste das paredes posteriores.

20. O ARTICULADOR PANADENT

O Panadent foi concebido por Robert Lee e utiliza uma fossa analógica curva intercambiável para as vias condilares. Trata-se de um instrumento em arco com uma distância intercondilar fixa. As vias condilares laterais eram bastante semelhantes em termos de curvatura, exceto no que se refere à inclinação horizontal do côndilo e à quantidade de deslocamento lateral imediato. Verificou-se que o desvio lateral progressivo variava de cinco a sete graus na maioria dos indivíduos, com uma média de seis graus. Os análogos da fossa estão disponíveis com trajectórias laterais médias e deslocamentos laterais imediatos de 0,5 a 2,5 mm. Os registos interoclusais laterais ou o registador Axi path são utilizados para determinar a quantidade de deslocamento lateral e a inclinação da inclinação horizontal do côndilo. O análogo do deslocamento lateral correspondente é selecionado e ajustado à inclinação registada da inclinação condilar horizontal.

21. O ARTICULADOR TMJ

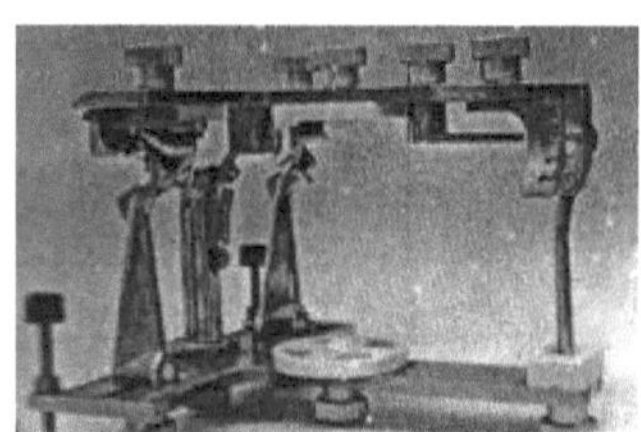

O instrumento TMJ foi concebido por Kenneth Swanson em 1965. É gerado um registo intra-oral através de pinos em resina autopolimerizável. Semelhante à técnica utilizada com o articulador doméstico. A isto chama-se um registo estereográfico. O registo estereográfico é depois colocado no articulador e utilizado para endurecer as fossas em resina autopolimerizável. Afirma-se que estas fossas produzem um análogo exato da função da articulação temporomandibular do paciente.

22. O ARTICULADOR STUART

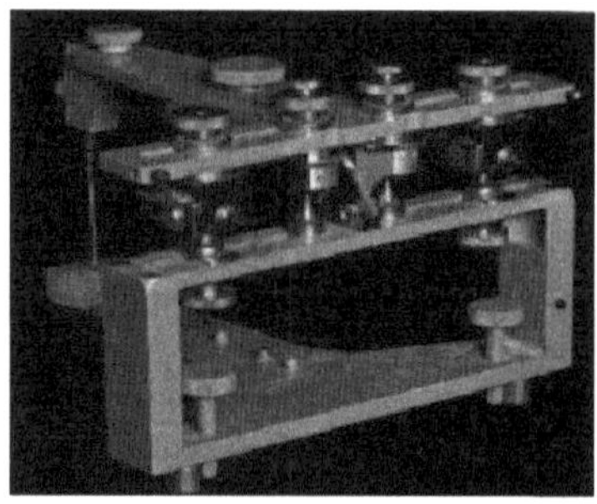

O articulador Stuart foi concebido por C.E. Stuart. Não só regista e repete as posições em três planos e na quarta dimensão, a da sequência temporal, como também regista a quantidade e o carácter do movimento de um plano em relação aos outros planos.

Os movimentos mandibulares são registados por pontas de esferográfica controladas magneticamente. Após o traçado ter sido efectuado, ajusta-se o eixo - relador orbital e o registador é bloqueado juntamente com a pedra de fixação rápida na relação cêntrica. O registo é transferido para o articulador. É frequentemente necessário modificar a orientação condilar superior e médica à medida que o articulador é ajustado para seguir os traçados.

CARACTERÍSTICAS DO INSTRUMENTO STUART

As armações são de construção rígida num design que proporciona uma boa visão e espaço de trabalho. Todos os componentes ajustáveis são robustos com parafusos de bloqueio fiáveis. O conjunto da fossa foi concebido de modo a poder ser

a. Rodado no sentido dos ponteiros do relógio ou no sentido contrário ao dos ponteiros do relógio em torno do eixo vertical até 25°

em cada sentido

b. Inclinação para cima ou para baixo em torno de um eixo sagital até 30° e

c. Rodado em torno de um eixo transversal de 0° a 75° para inclinação anterior - posterior.

Nove inserções de fossa de parede superior são feitas em curvaturas geométricas de 3/8 polegadas de raio até 4 polegadas de raio e depois uma reta. As formas plásticas Eminentia podem ser alteradas por retificação ou com a adição de resina. Os guias médicos de deslocamento lateral

a. São reguláveis de 0° a 50°

b. Pode ser rectificado para permitir o movimento curvilíneo de deslocação lateral

e

c. São substituíveis.

Os elementos condilares podem ser ajustados de 76 a 150 m.m. A estrutura superior é centrada na inferior e mantida em posição cêntrica por um suporte de centragem. Os movimentos de abertura e de excitação são permitidos através de uma mola de tensão ligada ao braço de centragem.

23. O ARTICULADOR TOTALMENTE AJUSTÁVEL DENAR

Em 1968, Niles Guichet concebeu o articulador totalmente ajustável Denar. O atual articulador totalmente ajustável da Denar é o modelo DSA. O mecanismo de fecho

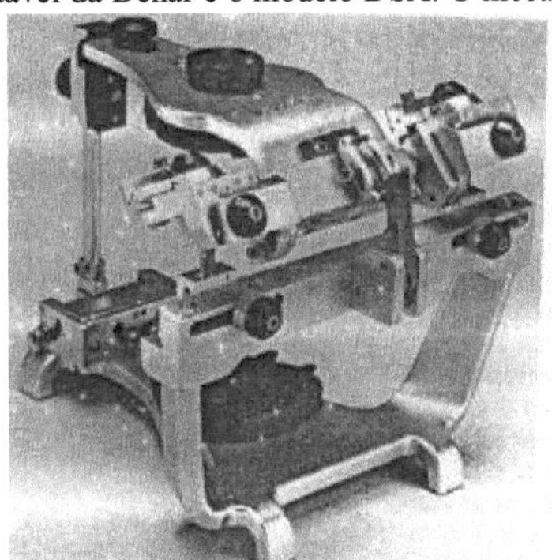

cêntrico está localizado na parte de trás do articulador. Estão disponíveis inserções condilares em plástico que podem ser rectificadas à medida. O ajuste Bennett está localizado na parede médica do alojamento condilar e tem provisões para ajustes de deslocamento lateral imediato e deslocamento lateral progressivo.

24. O SIMULADOR DE ADERÊNCIA ARTICULADOR

O simulador de articulador foi concebido por Ernest Granger. Trata-se de um articulador totalmente ajustável. A sua guia Bennett pode ser definida apenas por ajuste e não pode ser personalizada.

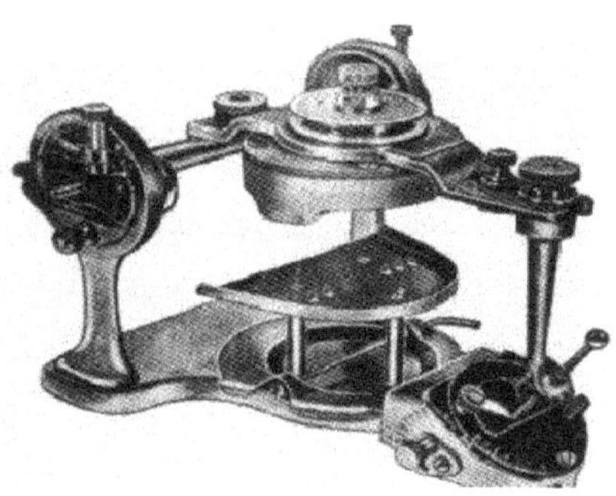

25. ARTICULADOR WHIP MIX

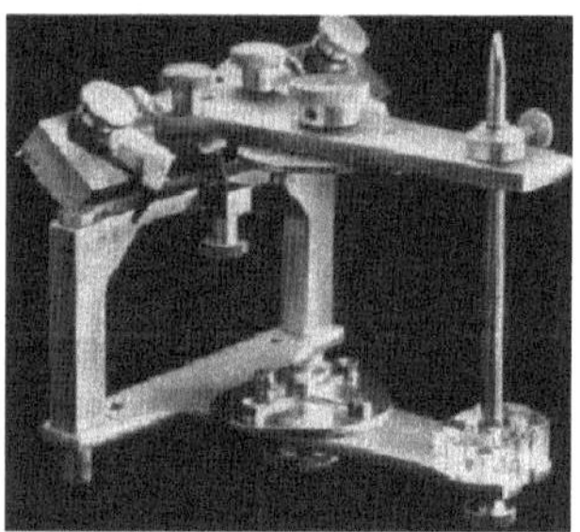

O primeiro articulador Whip Mix e o arco facial de montagem rápida foram introduzidos em 1963. Foram concebidos pelo Dr. Charles Stuart para ajudar no ensino dos princípios de oclusão dos dentes naturais e para fornecer uma forma simplificada de instrumentação no fabrico de restaurações protéticas. Estão disponíveis vários modelos de articuladores whip mix que variam ligeiramente em termos de dimensões e capacidade. São eles o modelo Whip Mix 8500, o modelo Whip Mix 8300, o modelo 9800, o modelo 8340, o modelo DB 2000 e o modelo DB 2200.

No modelo 8500, os elementos condilares na estrutura inferior são ajustáveis em três posições. A distância mais estreita é de 96 m.m. A distância intermédia é de 110 m.m e a distância mais larga é de 124 m.m. As guias condilares na estrutura superior são concebidas com os elementos condilares da estrutura inferior, removendo ou adicionando o número apropriado de espaçadores no eixo das guias condilares, as guias condilares podem ser ajustadas para uma inclinação condilar horizontal de 0º a 70º. As paredes mediais são ajustáveis de 0º a 45º para proporcionar um deslocamento lateral progressivo. As paredes posteriores são rectas. O articulador padrão inclui uma mesa guia incisal plana de plástico. Também estão disponíveis uma mesa de guia incisal ajustável em metal, uma mesa incisal em cauda de andorinha em metal e uma mesa de guia incisal em plástico com covinhas O articulador modelo 9000 é semelhante ao modelo 8500, exceto que a estrutura inferior é ½ polegada mais alta para proporcionar mais espaço para a montagem do molde mandibular

26. O TRANSÓGRAFO

O Transograph, apresentado em 1952, foi uma inovação em relação aos articuladores habituais. Trata-se de um instrumento de eixo dividido, concebido para permitir que cada eixo condilar funcione independentemente do outro.

14. INSTRUMENTOS UTILIZADOS NA PREPARAÇÃO DE MOLDES DE CERA

1. BICO DE BUNSEN

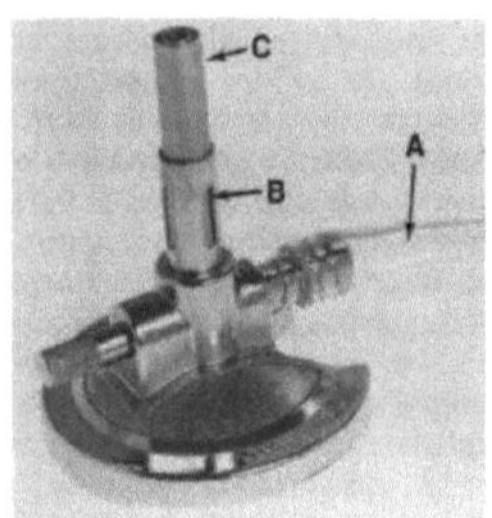

a. Entrada de gás

b. Válvula misturadora de ar

c. Ponta do bico de Bunsen

O bico de Bunsen é utilizado para gerar calor para os vários procedimentos laboratoriais efectuados pelo técnico de laboratório dentário. O bico de Bunsen pode ser utilizado com gás natural ou, normalmente, estas ferramentas podem ser amplamente classificadas de acordo com a função de aplicação de cera, escultura, instrumentos de corte e polimento.

2. TORCEDOR DE ÁLCOOL

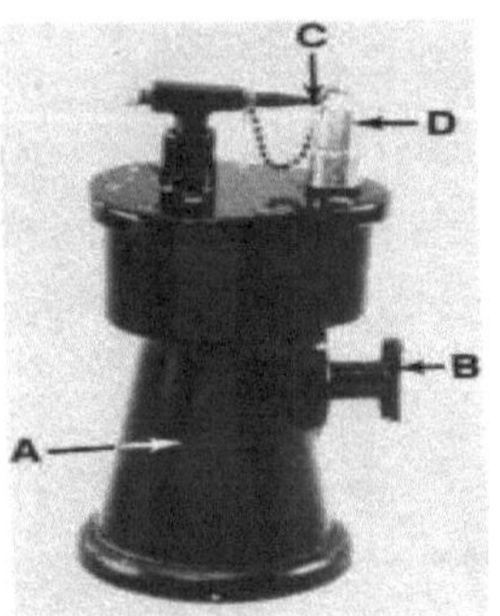

a. Base

b. Válvula da bomba de ar

c. Válvula de ar de ponto fixo

d. Pavio de algodão

O maçarico de álcool é utilizado para gerar uma pequena quantidade de calor controlado sob a forma de uma chama pontual. O maçarico queima álcool numa mecha de algodão. Pode ser passada uma quantidade controlada de ar sobre o pavio de algodão para obter uma chama em forma de ponta de lápis que pode ser utilizada para amolecer determinados materiais dentários e para alisar cera. Preparar. O volume e a intensidade da chama não podem ser controlados através da regulação da mistura de gás e ar)

3. POTE DE CERA

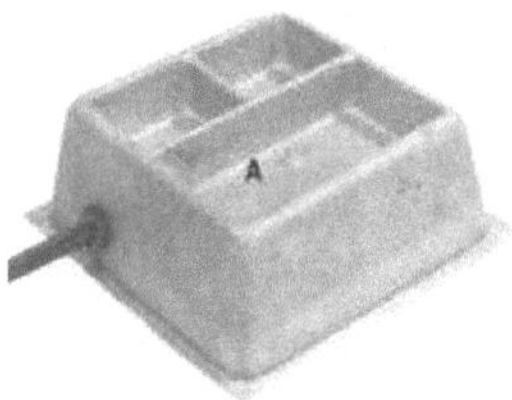

O pote de cera é um reservatório controlado eletricamente que mantém a cera num terceiro estado de fusão. A cera pode ser retirada do pote de cera neste estado fundido e utilizada para criar padrões de cera.

A) INSTRUMENTOS DE TALHA

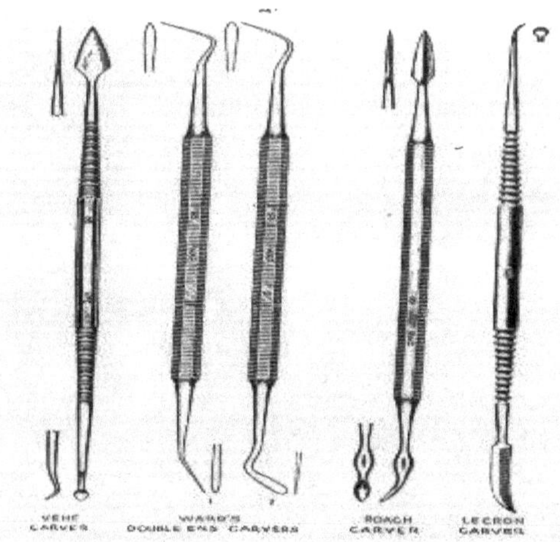

Vehe carver, wards double e carvers, roach cover, Lecron carver, ling double e approximal carver, wagner double e carver, Frahm double end sulci carver, Aker's carver e P.K. Thomas carver.

B) INSTRUMENTOS DE APLICAÇÃO DE CERA

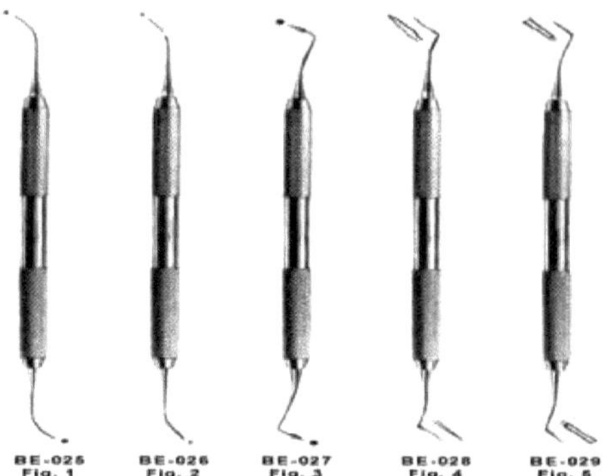

Conta-gotas para cera P.K. Thomas n.º 1, P.K. Thomas n.º 2, espátula para cera Cottrell, espátula n.º 7 e espátula n.º 31.

C) INSTRUMENTOS DE CORTE

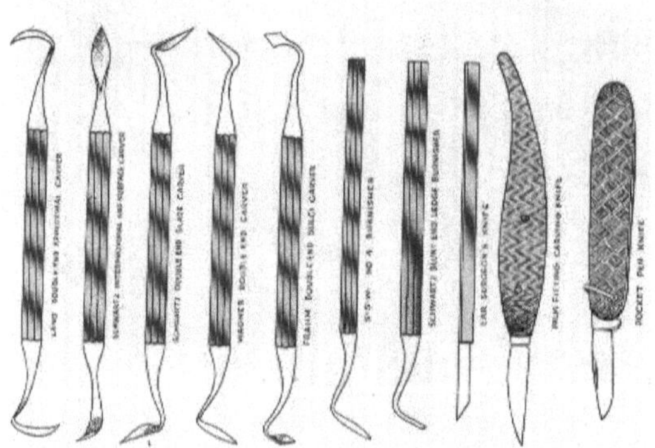

Faca para cirurgiões de orelhas, faca para esculpir palmas, faca para canetas e faca Bard - Parker.

S.S.W. N0: Queimador e S.S.WN0.4.Queimador.

MEDIDOR

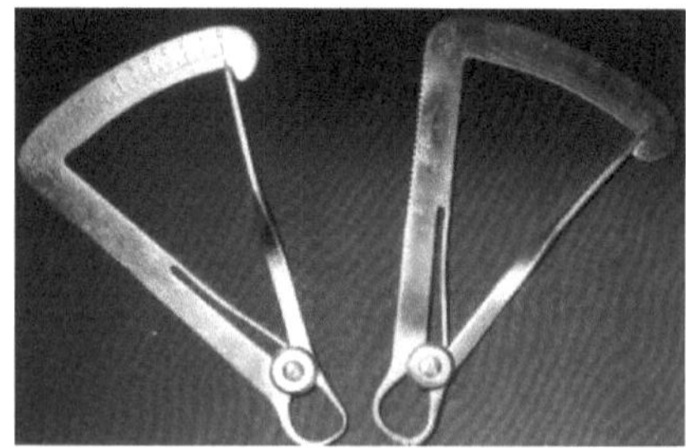

Existem dois tipos de medidores disponíveis. São eles o medidor de cera e o medidor de metal. O medidor de metal tem uma ponta arredondada na extremidade terminal que evita a distorção do padrão de cera.

15. INSTRUMENTOS UTILIZADOS NOS PROCESSOS DE MOLDAGEM

INSTRUMENTOS UTILIZADOS PARA O PROCEDIMENTO DE INVESTIMENTO

BASE DE JARRO, PINO DE JARRO E ANEL DE FUNDIÇÃO REVESTIDO A AMIANTO

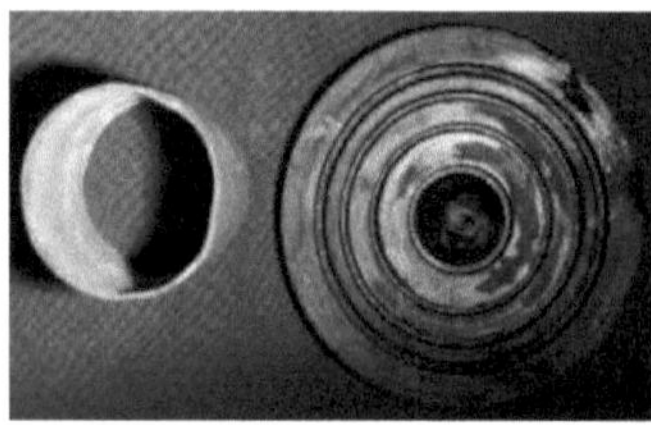

A base do sprue, que contém o sprue e o molde de cera. É feita de borracha. O anel de fundição é utilizado principalmente para o procedimento de revestimento; estão disponíveis em vários tamanhos para que a expansão higroscópica e de presa de um revestimento ocorra de forma mais uniforme, é necessário ter em conta a expansão lateral do revestimento. Os anéis sólidos não permitem que o revestimento se expanda lateralmente durante a expansão higroscópica e térmica do molde. No interior do anel sólido é colocado um revestimento de amianto que permite a expansão lateral do revestimento; caso contrário, pode também ser utilizado um anel de borracha flexível

TAÇA DE MISTURA E ESPÁTULA MECÂNICA MANUAL

Mede-se uma quantidade correta de água e coloca-se numa tigela de mistura de borracha e os 50 g de pó de revestimento e a água são misturados brevemente com uma espátula de gesso até que todo o pó esteja molhado. A tampa da tigela, que transporta o misturador mecânico, é colocada sobre a tigela e a mistura é espatulada.

INVESTIDOR DE VÁCUO

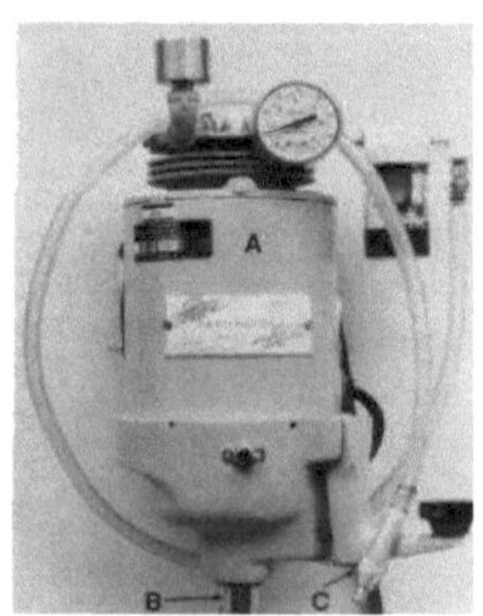

A. Motor

B. Acoplador para recipiente de mistura

C. Linha de vácuo

O Vacuum invester é um motor elétrico que mistura produtos de gesso dentário numa taça, retirando o ar da mistura através da criação de vácuo na taça. O dispositivo é utilizado para criar um molde dentário com um mínimo de bolsas de ar e, por conseguinte, com maior resistência.

VIBRADOR MECÂNICO

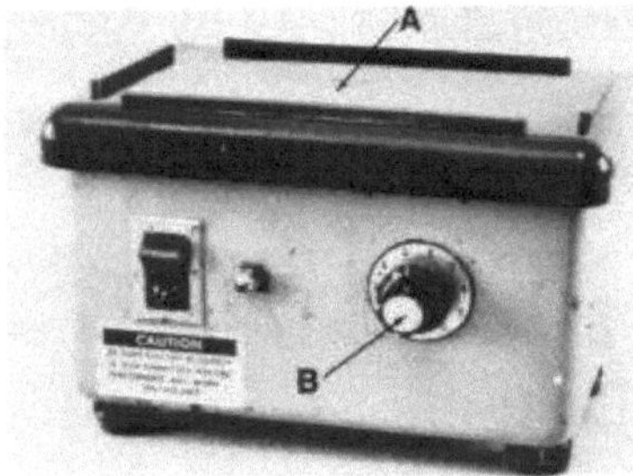

A. Tampo da mesa

B. Controlo da velocidade

O vibrador mecânico é um dispositivo elétrico que proporciona um grau variável de vibração à sua mesa e ao seu tampo. Este dispositivo ajuda a eliminar as bolsas de ar ou bolhas das impressões dentárias vertidas em gesso dentário ou gesso de laboratório.

FORNO DE BURNOUT

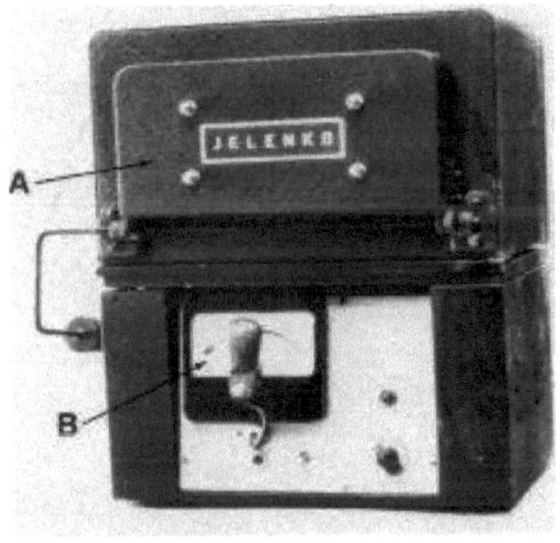

a. Porta do forno

b. Painel de controlo da temperatura

O forno de queima é um forno elétrico utilizado para fornecer uma temperatura elevada para eliminar a cera de um revestimento dentário. O revestimento queimado pode então ser utilizado para fundir uma restauração com um metal fundido. Está equipado com um pirómetro preciso que deve ser utilizado e, em seguida, os indicadores de temperatura devem ser verificados periodicamente (tubo de sopro de gás e ar) para calibrações precisas.

O forno de calcinação deve ser do tipo mufla, aquecido por corrente eléctrica, e o elemento de aquecimento deve ser concebido de modo a que a temperatura da mufla seja bastante uniforme. Um forno com o trabalho exposto à radiação direta do elemento de aquecimento não é desejável devido às elevadas temperaturas pontuais que esta radiação induz, o que pode sobreaquecer uma secção de um molde enquanto a outra parte, que está afastada da mufla, pode ficar subaquecida. O resultado seria uma fundição distorcida.

O forno de queima deve ter sempre uma atmosfera oxidante na sua câmara de aquecimento. Este tipo de atmosfera é necessário para remover o resíduo de carbono. Este tipo de atmosfera é necessário para remover os resíduos de carbono que ficam na cera depois de a parte volátil ter sido expulsa pelo calor. Um forno elétrico é normalmente oxidante, desde que a câmara de mufla contenha um orifício de ventilação aberto adequado. Um forno a gás pode ser nitidamente desoxidante se a chama estiver mal ajustada.

Uma caraterística muito importante deste forno é o controlador automático de temperatura, que permite ajustar o forno à temperatura exacta desejada. A temperatura será atingida no máximo tempo possível e será mantida em medicina dentária sem mais ajustes. Isto é particularmente útil nas gamas de temperaturas baixas de 900º ou 100ºf

Cada forno de combustão deve estar equipado com um bom pirómetro e indicador. O pirómetro ou par térmico é constituído por um par de fios diferentes soldados na ponta do par, que se projecta para a mufla. Os fios ficam contaminados pelos gases libertados na mufla e pelas altas temperaturas contínuas, pelo que as suas caraterísticas se alteram com o tempo. Devem ser verificados por amostragem cerca de uma vez por mês.

A pastilha tempil é composta por óxidos metálicos, que se fundem e fluem quando a sua temperatura de fusão é atingida. A precisão destas pastilhas é de cerca de um por cento das suas temperaturas nominais de fusão, podendo ser obtidas para derreter em quase todos os pontos desejados até 2000ºf, uma vez que a queima é normalmente um pouco abaixo de 1300ºf para fornos de verificação pontual, tais verificações asseguram temperaturas controladas durante a queima.

TUBO DE SOPRO DE AR DE GÁS

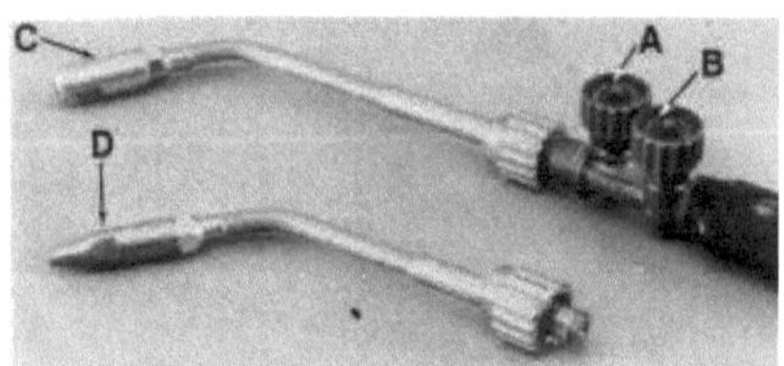

A. Regulação do ar

B. Regulação do gás

C. Ponta de fundição

D. Ponta de soldadura

O tubo de sopro de gás e ar controla e mistura o gás e o ar nas proporções adequadas para uma combustão controlada. Nesta ponta, é utilizado para fundir metais para fundições dentárias e procedimentos de soldadura.

A.MÁQUINA DE FUNDIÇÃO CENTRÍFUGA MÁQUINA DE FUNDIÇÃO DE COSTAS HOLLEN

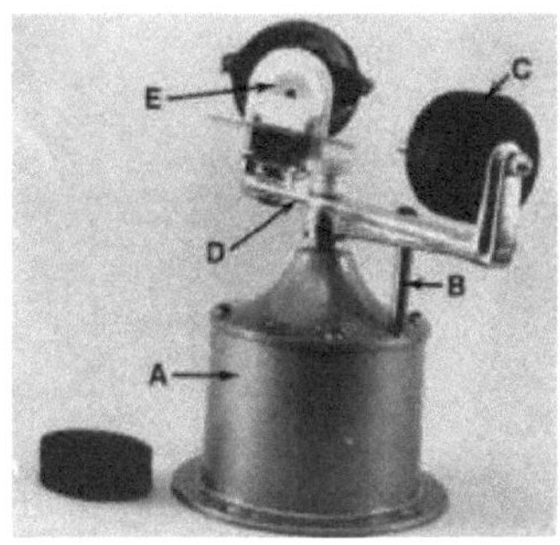

A. Base
B. Cavilha de bloqueio
C. Contrapesos
D. Braço
E. Cadinho

A máquina de fundição centrífuga é um dispositivo com mola para girar o metal fundido numa cavidade de molde para criar uma fundição dentária. O braço da máquina é equilibrado por um cadinho e um molde de um lado e contra-pesos do outro lado. Quando o braço é libertado, a mola enrolada introduz o metal fundido na cavidade do molde para produzir uma peça fundida.

B. A MÁQUINA **DE VAZAMENTO THERMOTROL**

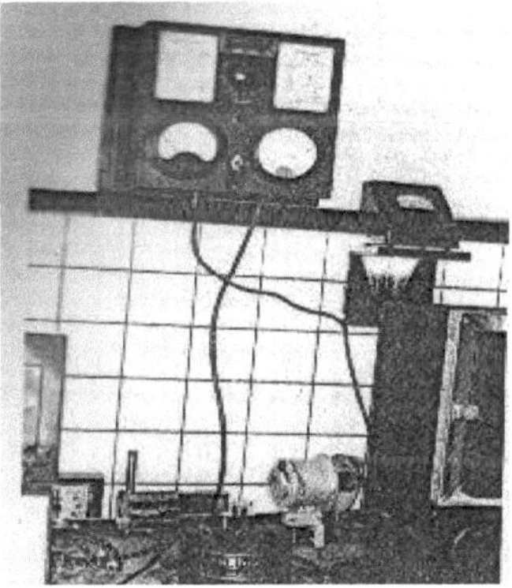

O Thermotrol minimiza o elemento humano e também combina as funções de fusão e fundição numa só máquina. O metal é fundido (por indução) dentro de um cadinho de carbono numa mufla enrolada em platina e a força utilizada para lançar o metal na cavidade do molde é centrífuga. Possui um pirómetro para medir a temperatura de fundição da liga utilizada.

MÁQUINA DE FUNDIÇÃO POR PRESSÃO DE AR

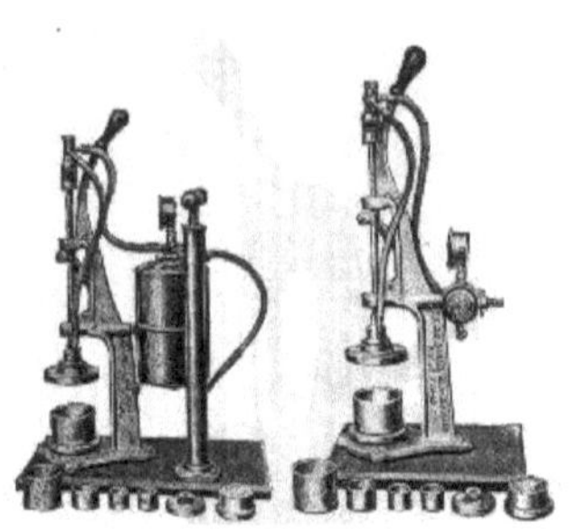

Na máquina de fundição por pressão de ar, a liga pode ser derretida no cadinho formado no investimento. Quando a liga é derretida, o braço oscila sobre o anel; no mesmo instante, a pressão de ar é aplicada automaticamente. O Dr. W.H. Taggart foi a primeira pessoa a utilizar o princípio da pressão para a fundição dentária. Mas a máquina não se encontra atualmente no mercado. As outras duas máquinas de fundição são a máquina de fundição Burn's, a máquina de fundição Alston e a máquina de fundição Tri - Caster.

A) A MÁQUINA TRICASTER

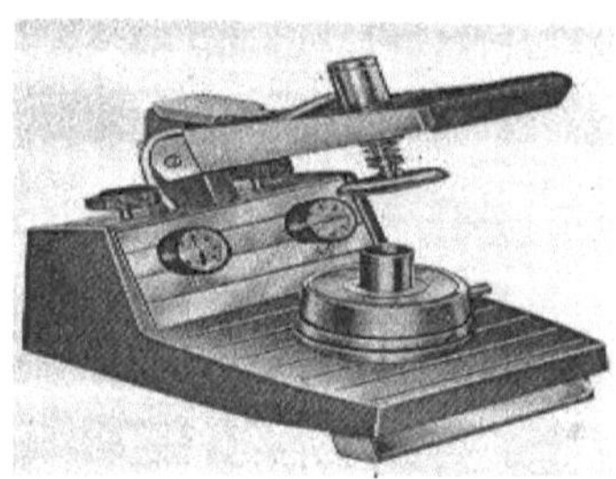

O Tri-caster tem três níveis de pressão

1. Vácuo para remover os gases residuais e o ar do molde
2. Baixa pressão para iniciar o fluxo de metal fundido
3. Alta pressão para completar o enchimento do molde

Quando o manípulo é fechado, a base cede e o vácuo é acionado no mesmo movimento do manípulo, a baixa pressão é aplicada para iniciar o metal através do jito e, em seguida, numa sequência pré-cronometrada de fracções de segundo, a alta pressão assume o controlo para empurrar o metal para os recessos mais distantes do molde. O Tri-caster pode ser utilizado não só para a fundição de ligas de ouro regulamentares, mas também para as ligas de ouro cerâmico de alta fusão e as ligas de alumínio, para tabuleiros, bases e embraiagens. Os resultados são excelentes, as peças fundidas são densas, com margens nítidas e completas nas secções mais finas.

MÁQUINA DE FUNDIÇÃO DA ALSTON

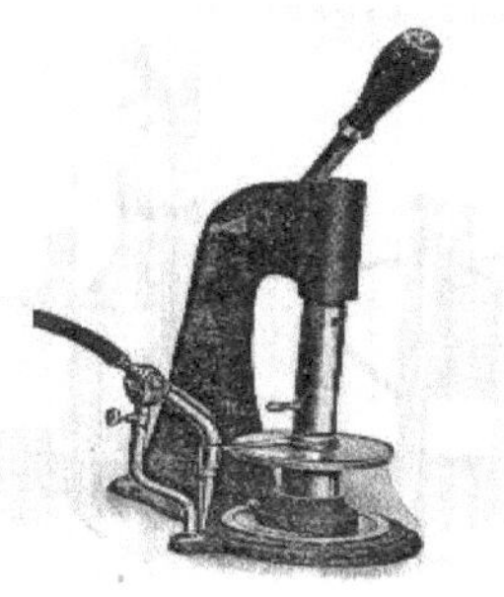

MÁQUINA DE FUNDIÇÃO POR VÁCUO

a. MÁQUINA DE FUNDIÇÃO DE ELGIN

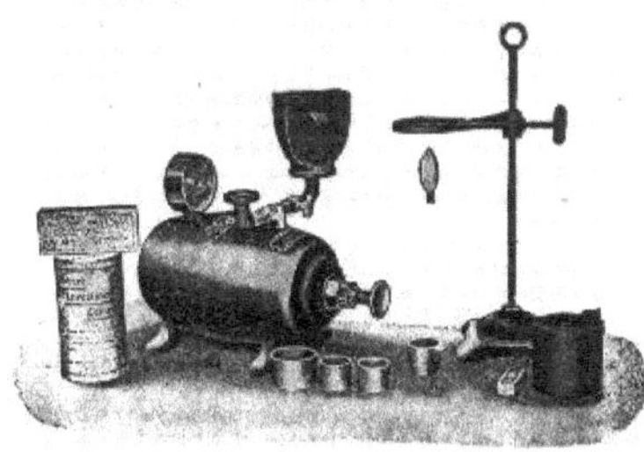

Trata-se de uma máquina de fundição a vácuo concebida pela Elgin. Este método não admite jitos de ventilação, mas o jito de alimentação, único ou múltiplo, deve incluir todos os pontos altos do molde, de modo a que cada porção do molde possa ser preenchida por um fluxo descendente do metal, tendo o ar sido extraído do molde através do revestimento poroso por meio da bomba de vácuo.

b. SCHWITZ - VAC - O - CAST

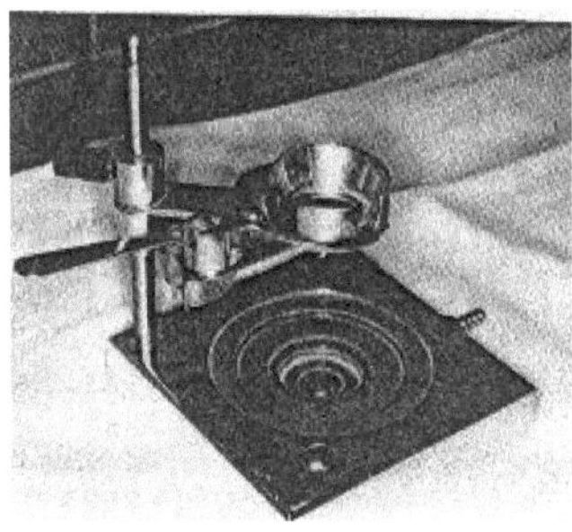

JACTO DE AREIA

O jato de areia, que funciona com ar comprimido, é um dispositivo de limpeza que direciona um material abrasivo para um objeto mantido num recipiente fechado. O fluxo de ar comprimido força o material abrasivo através de um pequeno bocal (através do qual a quantidade de abrasivo é controlada) e contra o objeto a ser limpo. A ação de corte do abrasivo remove o material indesejado do objeto.

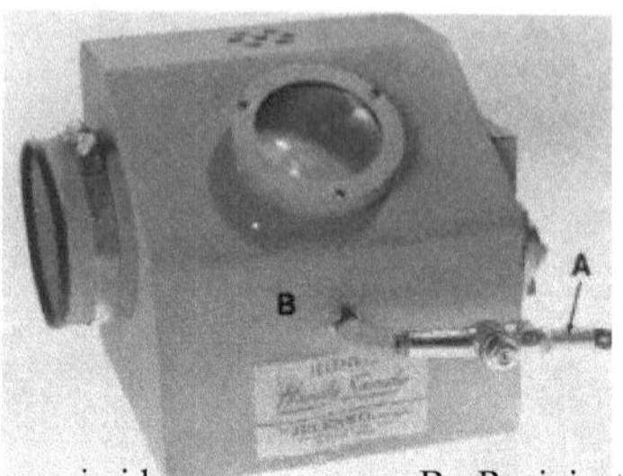

A - Entrada de ar comprimido B - Recipiente de areia

JATEADOR DE CONCHAS

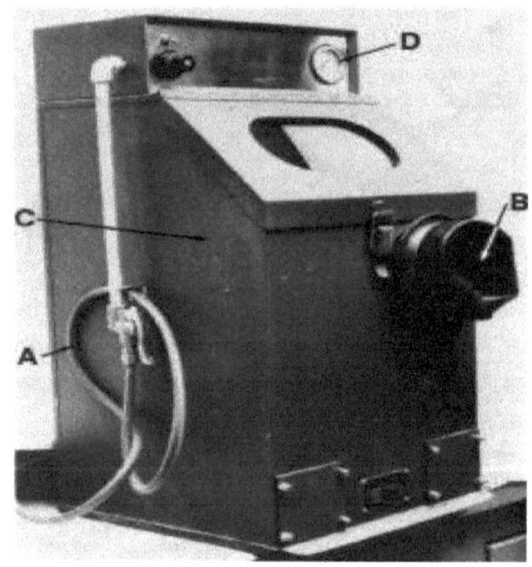

A. Admissão de ar comprimido

B. Porto com luvas

C. Recetáculo para conchas

D. Manómetro de pressão da linha.

O jato de areia também é acionado por ar comprimido, é um dispositivo de limpeza que utiliza a casca de noz pulverizada como abrasivo de corte. O jato de areia é utilizado para a limpeza de resina acrílica e metais.

SAF-T-FORCEPS

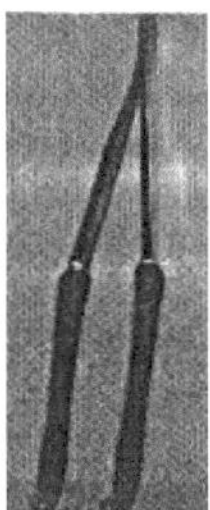

As pinças SaF - T - são utilizadas para remover a fundição da solução de decapagem devido às pontas especialmente tratadas das tampas, a contaminação não é um problema, tal como acontece com as pinças de metal, sendo eliminada a possibilidade de cobreamento das restaurações colhidas.

LIMPADOR ULTRA-SÓNICO

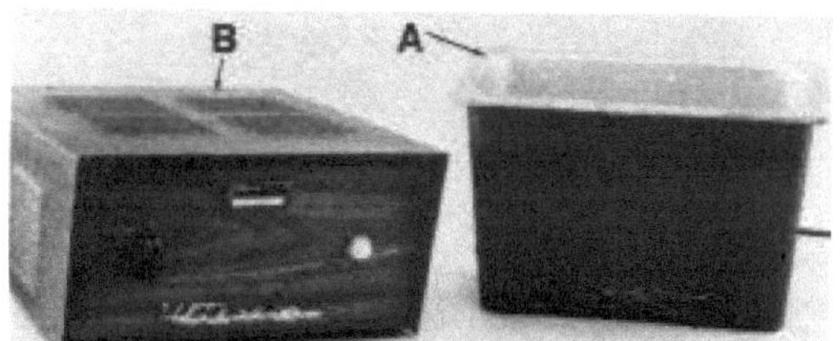

A - unidade vibratória de ultra-sons B - fonte de energia eléctrica

A máquina de limpeza por ultra-sons é utilizada para remover resíduos de restaurações dentárias através da utilização de ondas ultra-sónicas passadas através de uma solução de limpeza.

LÁTEX DENTAL

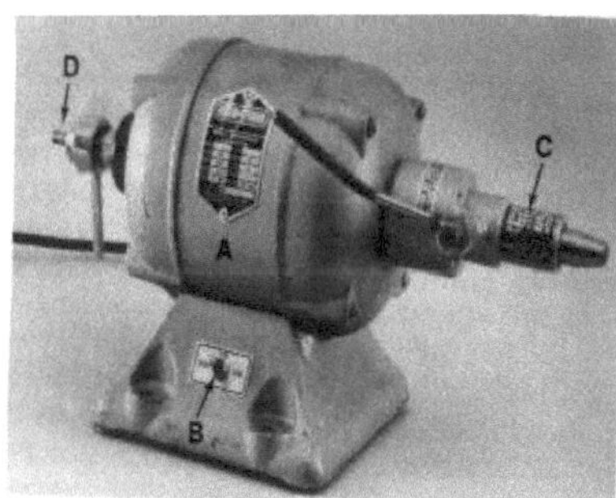

A. Motor

B. Regulação da velocidade alta e baixa

C. Mandril automático

D. Adaptador para um suporte de mandril

O torno dentário é um motor elétrico que normalmente possui uma regulação de alta e baixa velocidade em ambos os lados do rotor rotativo, podendo ser adicionados vários acessórios para segurar as ferramentas de retificação, corte e polimento dentário. Os acessórios incluem mandris automáticos, suportes de rodas e mandris.

MOTOR DENTÁRIO E PEÇA DE MÃO

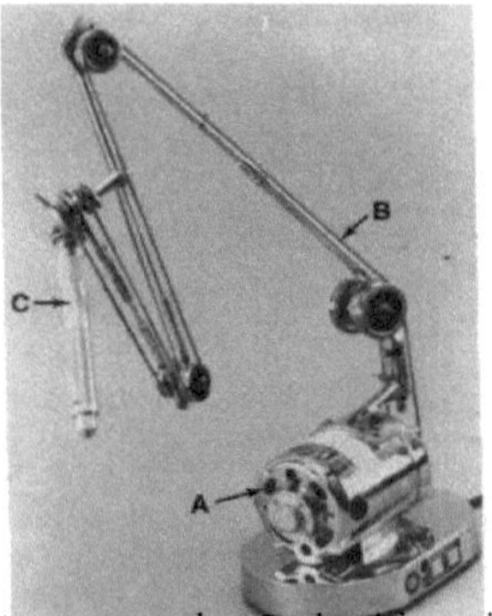

A. Motor

B. Sistema de roldanas

C. Peça de mão dentária

O motor e a peça de mão dentários acionados por correia consistem num motor elétrico que, por meio de uma correia e de polias, acciona uma peça de mão dentária a uma velocidade que é normalmente controlada por um reóstato variável controlado por pedal. A peça de mão dentária é um instrumento que contém várias ferramentas dentárias rotativas utilizadas para cortar, esmerilar, acabar e polir próteses dentárias.

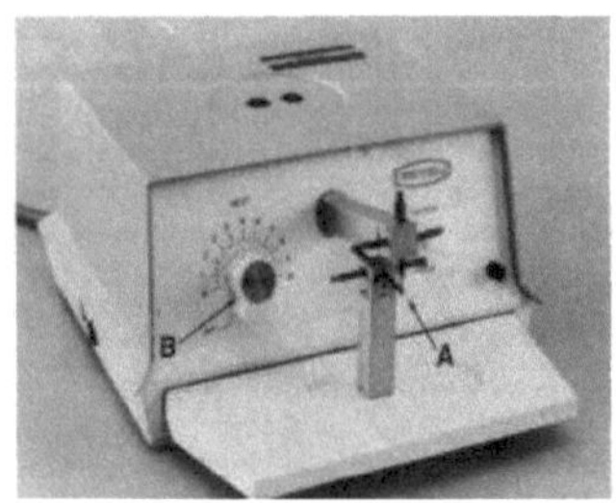

A. Postos de contacto

B. Calibrações da intensidade de carga

MÁQUINA DE SOLDAR ELÉCTRICA

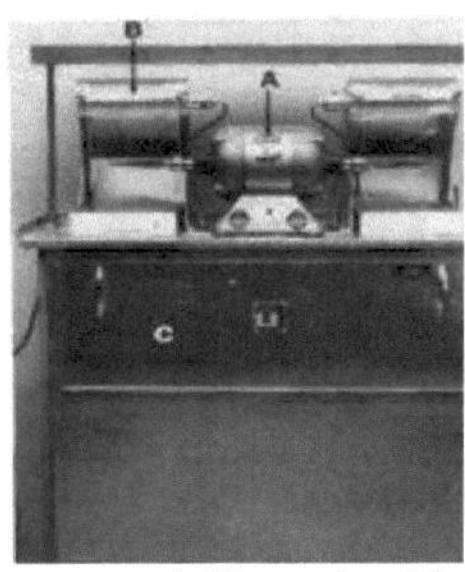

A. Torno dentário

B. Pinos de proteção contra salpicos

C. Unidade de vácuo

MÁQUINA DE POLIR

A máquina de polir é um torno dentário combinado com um sistema de vácuo utilizado para recolher e controlar os resíduos de corte, retificação e polimento.

16. INSTRUMENTOS UTILIZADOS PARA ACABAMENTO E POLIMENTO

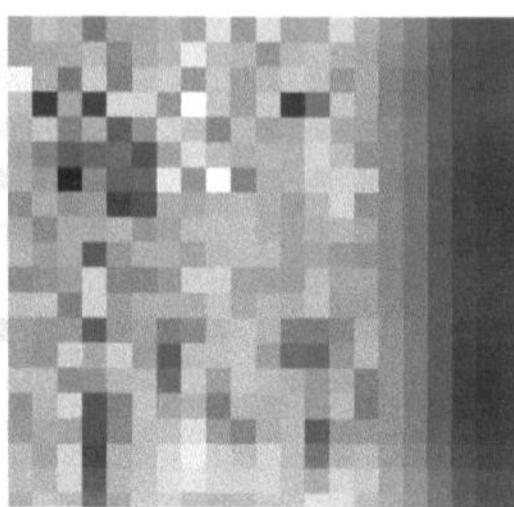

Os defeitos de superfície são removidos por retificação com partículas abrasivas fixadas numa pedra de retificação ou numa roda de borracha, num disco de papel ou aplicadas como uma pasta abrasiva; cada partícula actua como uma ferramenta de corte na superfície metálica.

O método mais eficiente de polimento é uma sequência de abrasivos progressivamente mais finos, cada um removendo os riscos feitos pelo grau anterior. Perde-se tempo se a progressão para um abrasivo de grau mais fino for demasiado rápida, porque os grãos mais grossos removerão o material de forma muito mais eficiente.

A pressão exercida durante a utilização dos abrasivos é ligeira e o instrumento deve ser mantido em rotação, caso contrário a superfície da peça fundida será esmerilada numa série de facetas que acabarão por impedir o controlo da praga. Quando todas as irregularidades da superfície tiverem sido removidas e a progressão através da série de abrasivos tiver deixado um acabamento com apenas riscos minúsculos, as superfícies oxiais da restauração são polidas. O rouge de joalheiro produzirá rapidamente um polimento elevado numa superfície bem preparada de uma peça fundida densa, que é efectuada numa roda ou escova com pressões mais fortes e velocidades de rotação mais elevadas do que as utilizadas no acabamento.

17. INSTRUMENTOS UTILIZADOS PARA A PREPARAÇÃO DE CRESCIMENTOS DE PORCELANA

O procedimento de aplicação de porcelana será mais eficaz se for utilizado um número mínimo de instrumentos. É necessário o seguinte conjunto básico de instrumentos.

1) Um pincel de construção para porcelana (pincel de zibelina#6)
2) Um instrumento de construção
3) Uma escultura preta
4) Um ponto de ranhura
5) Um pincel fino de zibelina#0
6) Um pincel de acabamento grande

O equipamento adicional deve incluir

(1) Um martelo de trompa para a condensação
(2) Condensador ultrassónico (condensador ceramosónico)
(3) Hemostato

ACUMULAÇÃO DE PORCELANA (ESCOVA N.º 6)

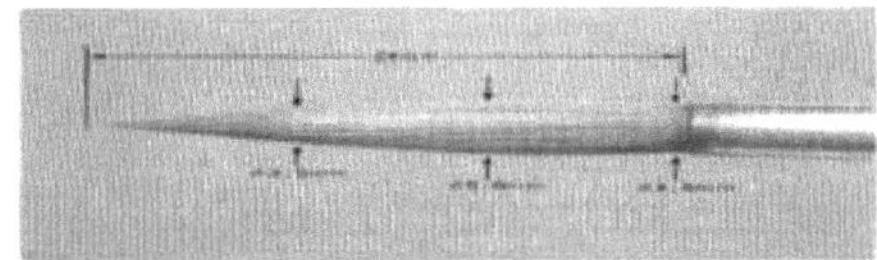

A utilização de um pincel para a construção da massa de porcelana não é satisfatória pelas seguintes razões

1) Não pode transportar uma quantidade suficiente de materiais de uma só vez

2) O controlo da humidade é difícil

3) É impossível condensar uma superfície grande e homogénea com um pincel deste tipo, pelo que se sugere a utilização de um pincel grande de zibelina vermelha # b para a acumulação de porcelana.

Com este pincel, a ponta pode ser utilizada para trabalhos de linha ou médios. Quando utilizado na direção horizontal, é possível construir uma grande superfície uniforme. Uma vez que um pincel deste tipo absorve. A água suficiente, o controlo da humidade é bastante fácil e o pincel é bastante adequado para formar partes detalhadas do contorno da porcelana.

UM INSTRUMENTO DE CONSTRUÇÃO EM PORCELANA

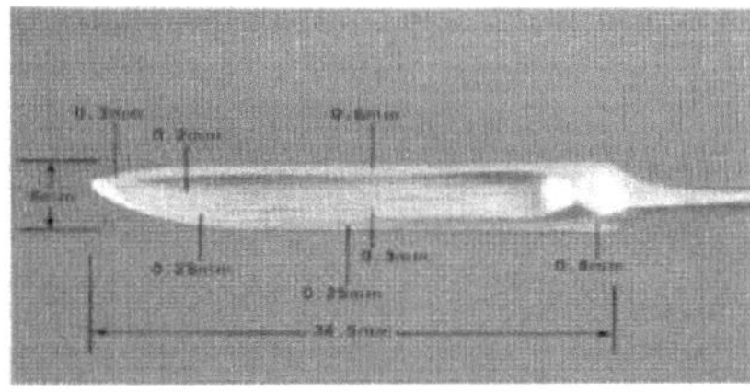

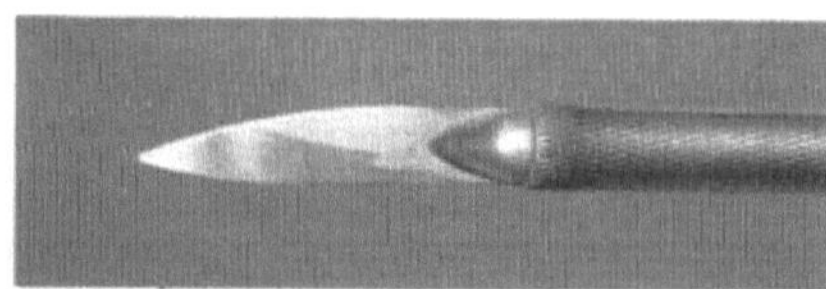

Este instrumento tem uma parte côncava no centro de um dos lados. Devido ao seu tamanho, pode transportar uma grande quantidade de massa de porcelana sob a forma de uma bola através da tensão superficial. Este instrumento também pode ser utilizado para distribuir o pó de porcelana e para misturar a porcelana na placa de vidro.

LÂMINA DE ENTALHAR

Depois de a massa de porcelana ter sido acumulada e a humidade adequadamente reduzida, é utilizada uma lâmina de esculpir para moldar as superfícies proximal e oclusal e também para separar os dentes quando um grupo de dentes está a ser processado simultaneamente.

PONTO DE GROOVING

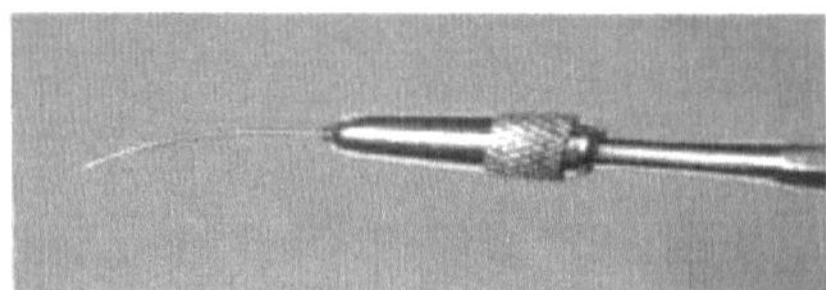

Esta ponta de ranhura é utilizada na fase final da construção da superfície oclusal para fazer ranhuras na superfície. Um pino comum, dobrado num ângulo de 45°, é inserido num suporte de broca endodôntica.

PINCEL DE ZIBELINA FINA N.° 0

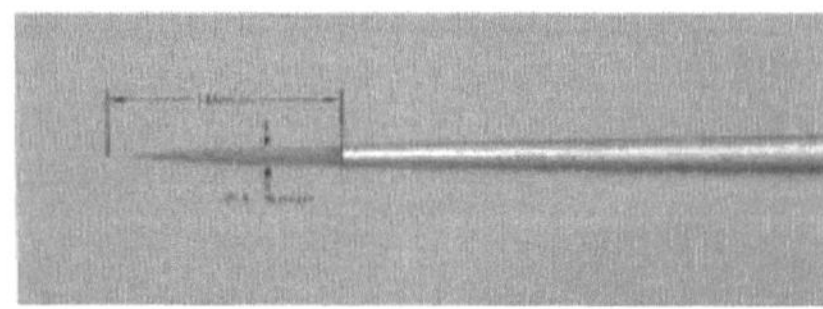

Utiliza-se uma escova fina de pelo de zibelina vermelha n.° 0 para retocar as ranhuras previamente criadas, para a coloração e para a limpeza das superfícies internas da coroa.

ACABAMENTO GRANDE (PINCEL N° 10)

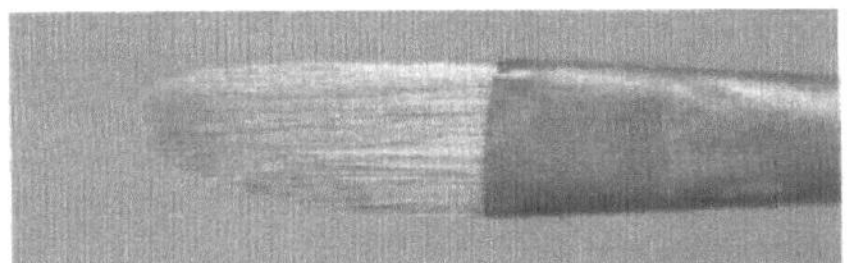

Na fase final, a limpeza da coroa é efectuada com uma escova grande de pelo de zibelina vermelha, de modo a uniformizar as concavidades e convexidades da superfície, contribuindo assim para a sua suavidade através de um melhor efeito de condensação. Ao escovar a coroa após a sua remoção do modelo, deve ter-se o cuidado de não a escovar do colo do útero para cima, uma vez que as partículas de porcelana podem escorrer para o interior da coroa, o que, em alguns casos, pode fazer com que a coroa não encaixe após a fixação. Por conseguinte, a direção da escova deve ser do colo do útero para baixo. A escova deve estar completamente isenta de humidade.

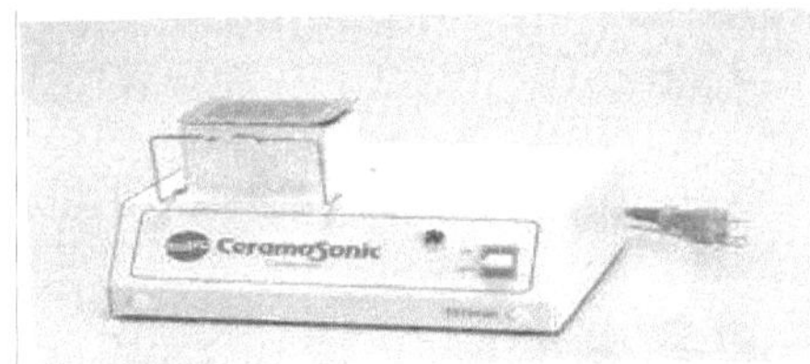

O CONDENSADOR SÓNICO CERAMO

O condensador Ceramosonic funciona a 20000 - 28000 Hz por segundo com uma amplitude de frequência de 8 - 10 μm. Este condensador é capaz de combinar os benefícios da coagulação sónica, do fluxo de material e da pressão de reflexão para produzir uma condensação satisfatória. Neste condensador é utilizado um elemento magnético de níquel. O exame com o oscilógrafo revela que a vibração obtida com este tipo de elemento é muito mais fina e mais contínua do que a vibração obtida com outros condensadores.

FORNO DE PORCELANA

A. Painel de controlo automatizado

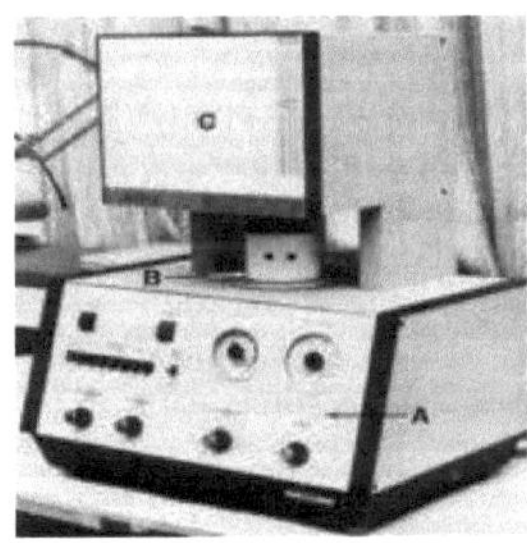

B. Elevação da porta do forno

C. Câmara de mufla e núcleo de aquecimento.

O forno de porcelana é um dispositivo de aquecimento elétrico com uma câmara de vácuo, no qual os pós de porcelana dentária podem ser fixados e transformados em restaurações de porcelana coladas. A temperatura de fixação, o tempo e o vácuo aplicados à câmara de mufla podem ser controlados manual ou automaticamente.

INSTRUMENTOS PARA O AJUSTAMENTO DO CONTORNO DA PORCELANA

Após o processo de fixação, uma restauração de porcelana de ceramo-metal é submetida a um ajuste final da sua forma de coroa e da sua superfície oclusal, utilizando várias pedras, discos e rodas. Desta forma, obtém-se a textura de superfície pretendida. Este processo é normalmente designado por ajuste de contorno, mas após a fixação de uma restauração, não deve necessitar de quaisquer modificações drásticas. O ajuste do contorno restringe-se, portanto, a pequenos pormenores.

SELECÇÃO DE PEDRAS

Na seleção do armamento de acabamento, devem ser observados os seguintes requisitos.

1. O instrumento deve corresponder à forma e à superfície a ajustar.
2. Idealmente, deve ser suficientemente grande para poder ser gerido
3. Um instrumento com desvio rotativo mínimo
4. Um instrumento cujas partículas de superfície não mancham a área (através da deposição de óxidos metálicos)
5. A aspereza da superfície auto-esmaltada deve garantir a transformação na suavidade desejada.

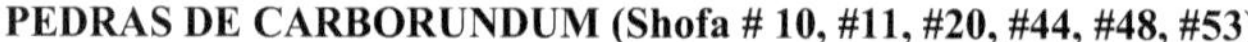

PEDRAS DE CARBORUNDUM (Shofa # 10, #11, #20, #44, #48, #53)

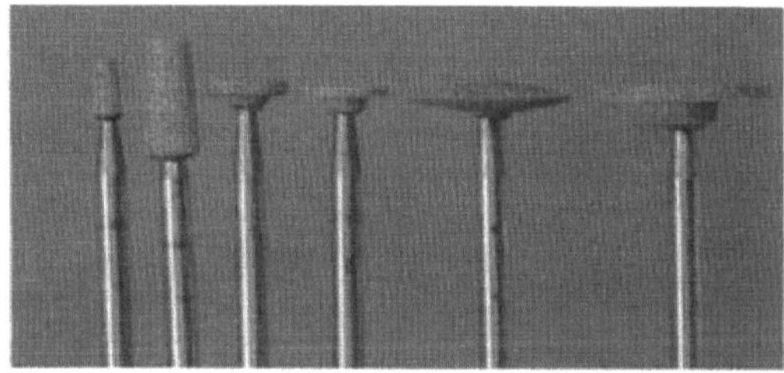

Da esquerda para a direita #44,#20,#53,#48,#11,#12

Quando se utiliza uma pedra de Carborundum para ajustar o contorno da porcelana, ou se escolhe uma pedra adequada, ou se modifica uma com uma pedra de roda para se adequar ao objetivo. Uma pedra de Carborundum fica desgastada durante a utilização, mas pode ser utilizada para outra área e, por conseguinte, desde que possa rodar corretamente, a mesma pedra pode servir durante um período de tempo bastante longo.

Se uma pedra de carborundum não rodar livremente ou se desviar do centro, pode ser difícil preparar uma superfície uniforme. Nalguns casos, essa pedra pode mesmo causar danos na própria porcelana. Por conseguinte, as possibilidades de desvio de rotação são

1. Distorção do eixo central
2. abrasão irregular do perímetro da pedra e
3. Fixação incorrecta da peça de mão.

DIAMANTES

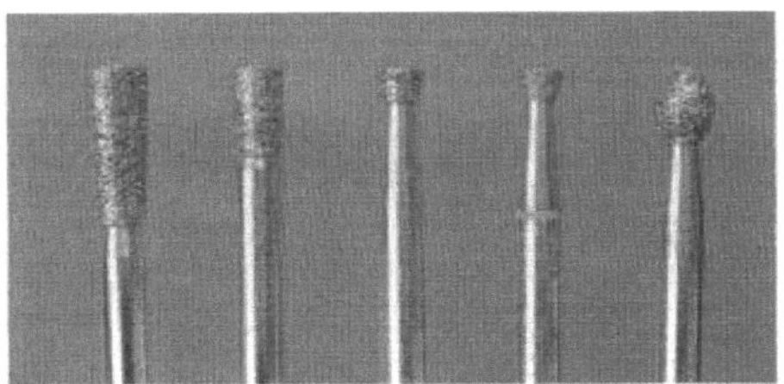

Estas são utilizadas para o ajuste das ranhuras principais e secundárias. Também podem ser utilizadas para ajustar a textura da superfície em áreas não oclusivas.

CARBIDE BURS

Brocas de carboneto utilizadas para terminar a ranhura de forma lisa e com brilho.

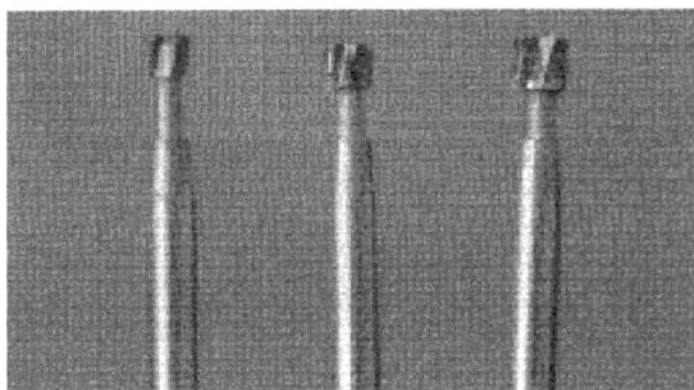

Da esquerda para a direita, os números 37, 38 e 39.

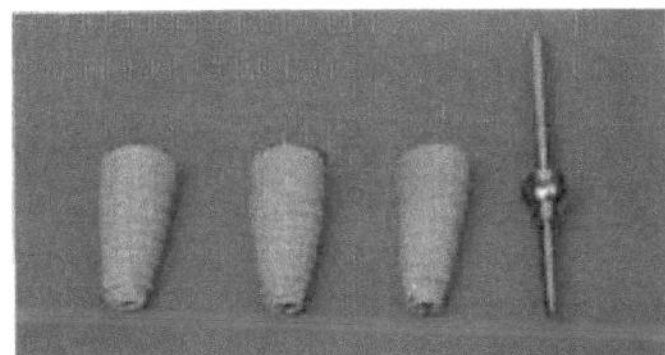

CONES DE PAPEL DE AREIA

Os cones de papel de lixa, o cone de feltro para polir e a roda são utilizados para polir a superfície da porcelana após o ajustamento com pedras.

DISCOS

São utilizados para o ajustamento proximal (rebordos labio-bucais e maxilares proximais). Existem três tipos de discos. São eles o disco separador, o disco de diamante e um disco de diamante mais fino, para procedimentos de polimento final.

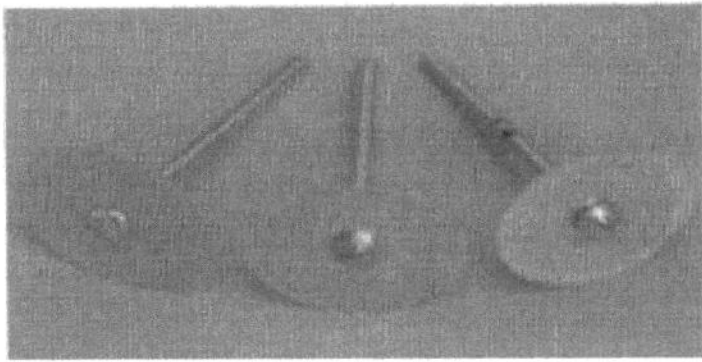

RODAS DE SILICONE

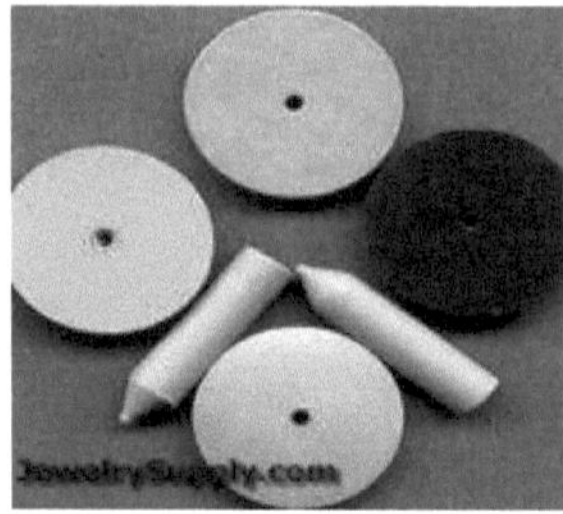

São os números P1, P2, P3 utilizados para os ajustes e o polimento das áreas de contacto proximal e das cúspides.

18. INSTRUMENTOS UTILIZADOS PARA A PREPARAÇÃO DO REVESTIMENTO ACÍCLICO

a) ESPÁTULAS DE CERA

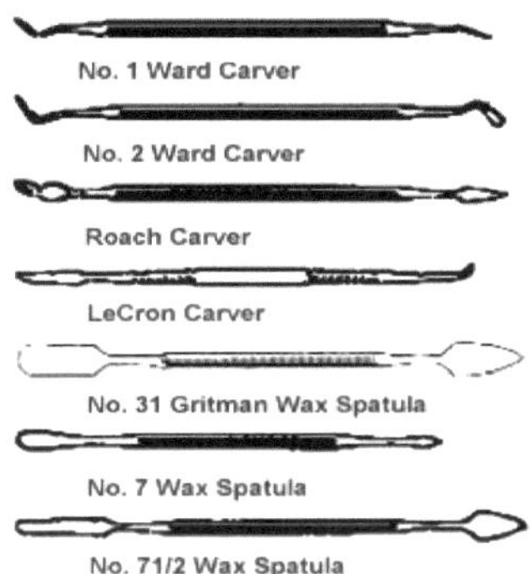

Trata-se de várias formas de espátulas para cera. São utilizadas para a aplicação da cera

b) FLASCAS

a) A Tenca - Donham N.º 22C

Este frasco deve ser construído em bronze ou numa liga semelhante que lhe confira uma grande resistência e permita evitar as páginas de guerra. Deve ser cuidadosamente limpo, seco e montado após a sua utilização. Os olhais de guia devem ser longos, fortes e bem ajustados e devem ser do tipo amovível. As duas metades devem encaixar de forma tão precisa que, quando o frasco vazio é enchido com água, não apresente qualquer fuga na junta.

Este estado pode ser facilmente mantido removendo os olhais de guia e terminando as superfícies de oclusão deslizando em movimentos circulares sobre a superfície de um pedaço de vidro de placa pesada com uma pasta muito fina feita de glicerina e pó de carborundum n.º 150.

b) O frasco de Wilson

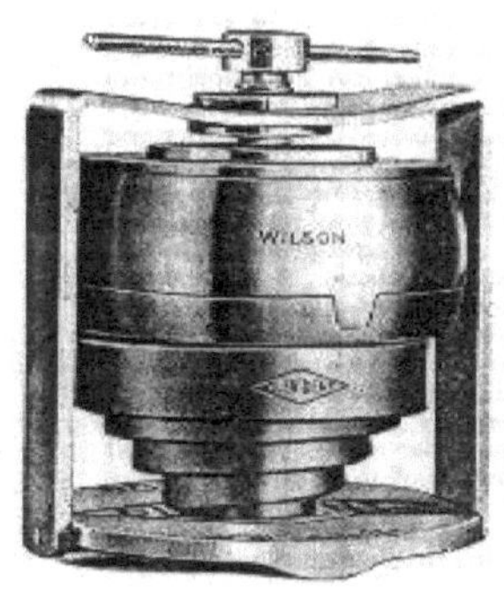

O frasco Wilson caracteriza-se por um rebordo muito estreito na secção inferior e um rebordo correspondentemente largo na secção superior. Foi concebido para ser utilizado apenas em caixas cheias e com a pinça de mola Donham.

c) O frasco de Whitney

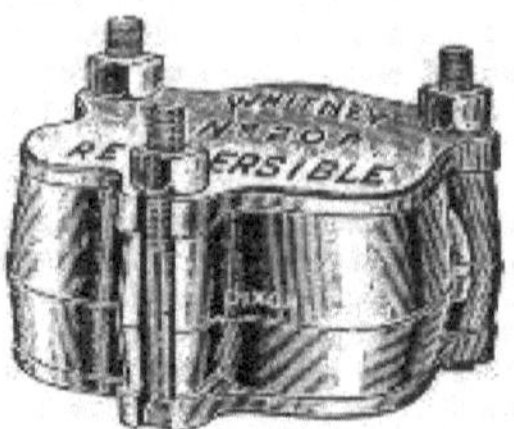

O frasco Whitney é muito utilizado. Existem dois frascos de seis, sendo o maior mais profundo do que o mais pequeno, cinco décimos de polegada.

3) O frasco de caixa

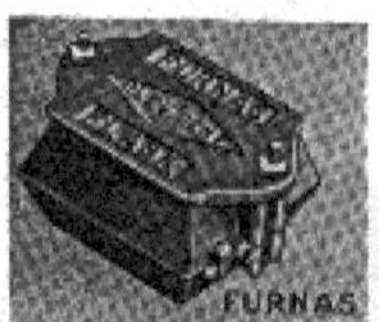

O frasco de caixa foi concebido para talas interdentais e quaisquer peças extra grandes de vulcanite. É fabricado em dois tamanhos, um tamanho que pode ser utilizado num vulcanizador de dois frascos e o outro para o vulcanizador de três frascos.

O FRASCO DE EDSON

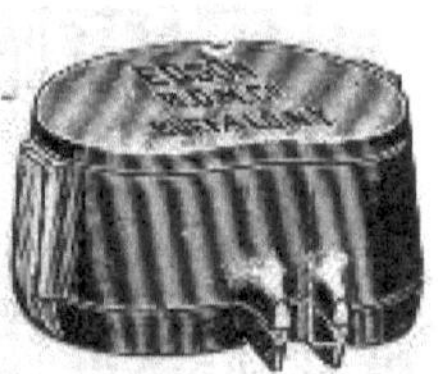

O frasco Edson foi especialmente concebido para o vulcanizador Edson e pode ser utilizado tanto para a vulcanite como para o celuloide.

MOLA VOLUME

A mola voluta é uma barra de aço plana enrolada numa forma cónica espiralada e compressível na direção do eixo. Produzirá aproximadamente 100 libras de pressão com cada fecho de 1/8 de polegada e ocupa o espaço de um balão. A extremidade maior da mola é colocada contra o frasco. De modo a que a pressão da mola incida sobre a periferia do frasco, distribuindo assim corretamente a pressão. O frasco deve ser sempre colocado em qualquer prensa, com o lado fundido para baixo, de modo a ser apoiado pela base plana e larga da prensa. Normalmente, a mola deve ser fechada ¼ de polegada, o que colocará a borracha sob aproximadamente 200 libras de pressão fechada na prensa de frascos, e deve ser efectuado um fecho adicional da voluta - mola para igualar o espaço em que o frasco deve ser fechado. A mola actua não só como uma mola de seguimento, mas também como um regulador para a expansão de massas espessas de borracha que podem ser necessárias em grandes restaurações.

IMPRENSA FLASK

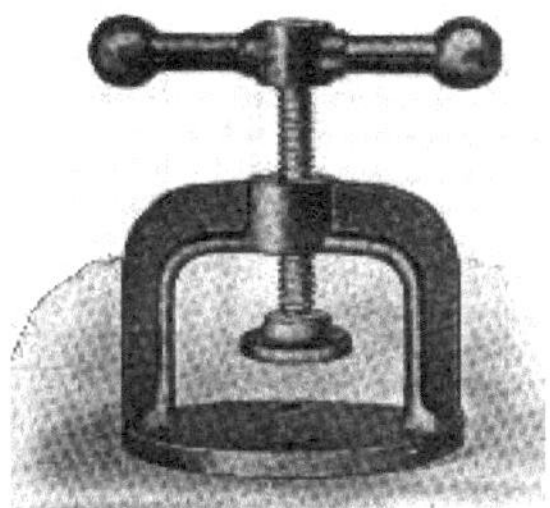

A prensa de frasco é um aparelho indispensável num laboratório bem equipado e, no entanto, é provável que o seu uso incorreto tenha causado mais próteses de vulcanite desajustadas do que todas as outras causas. Tem um parafuso que é uma combinação da alavanca com o passo do parafuso. Tem uma pega com 8 polegadas de comprimento, descrevendo assim uma circunferência de 25 polegadas. Há dez roscas por polegada, ou seja, um passo de 1/10 de polegada. É necessário ter em conta o atrito no parafuso, mas um quinto será muito liberal, de modo que, por cada libra de força aplicada na extremidade da pega, haverá 200 libras de pressão sob o parafuso ou uma tonelada por cada 10 libras de força. Se a força for aplicada como a mão normalmente agarra o cabo, produzirá metade da pressão ou 1 tonelada por cada 20 libras de força.

PRENSA PNEUMÁTICA PARA FRASCOS

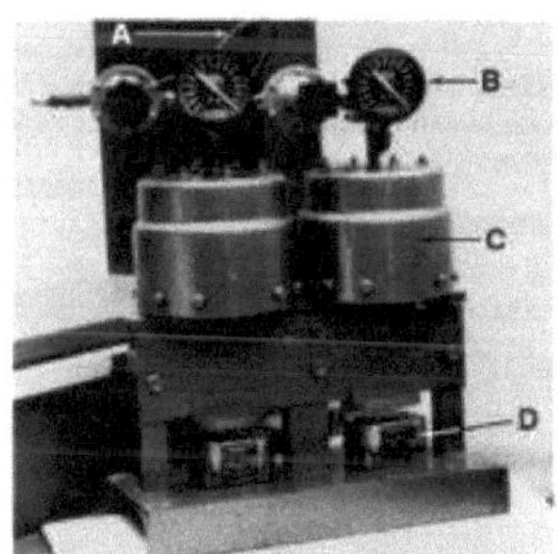

a. Entrada da linha de ar

b. Manómetros de pressão

c. Reservatórios de compressores

d. Frascos para dentaduras

A prensa pneumática de frasco é um dispositivo que multiplica a pressão de uma fonte de ar comprimido para aplicar uma carga de até 7500 libras por polegada quadrada a um frasco de prótese. A sua principal utilização é a compressão de resina acrílica para fabricar próteses dentárias amovíveis.

VULCANIZADORES

O VULCANIZADOR DE FURNAS

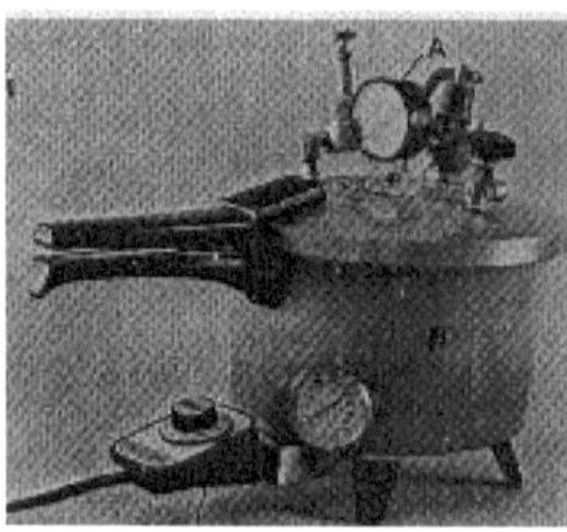

a. Calibre de pressão e entrada
b. Câmara de pressão
c. Controlo da temperatura

Este vulcanizador é fabricado pela empresa Cleveland Dental Manufacturing. O frasco assenta num tabuleiro sobre a água, tornando impossível a vulcanização noutra atmosfera que não a de vapor. O pote está rodeado por uma camisa de água que actua como isolador durante a vulcanização e para a qual se pode deitar água fria após a vulcanização para ajudar no arrefecimento. Este método de arrefecimento não permite que a temperatura seja reduzida suficientemente depressa para causar deformação ou granulação da vulcanite. O regulador pode ser regulado para qualquer pressão, de 2 a 100 libras. A pressão mais baixa pode ser usada quando o operador deseja usar o vulcanizador como um "esterilizador de autoclave". Não são necessários parafusos ou chaves para o funcionamento.

VULCANIZADOR ELÉCTRICO

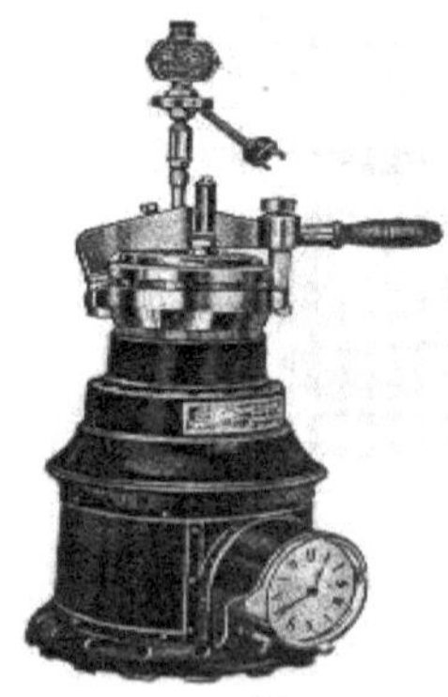

O vulcanizador elétrico automático Lewis é composto por um vulcanizador de barras cruzadas Lewis equipado com um aparelho de aquecimento elétrico, um controlador de calor elétrico e um dispositivo de corte de tempo. O aquecedor elétrico é composto por duas secções, uma unidade de revestimento para segurar o vulcanizador e uma base para segurar o aparelho elétrico, o relógio de ponto e o mecanismo de corte. A base contém o relógio com corte automático de tempo que acciona um interrutor.

Na tampa do vulcanizador está montado um sifão ao qual está ligado o controlador de calor. Esta peça de mecanismo faz e desfaz alternadamente o contacto para controlar o fluxo de corrente eléctrica e é operada pela pressão de vapor gerada no vulcanizador. No topo do controlador encontra-se um botão de regulação que pode ser obtido rodando o botão. O relógio com corte de tempo é montado na base por meio de estradas paralelas e é automaticamente bloqueado na posição à hora desejada por um fecho localizado na parte de trás do relógio; empurrar este fecho para a posição assegura o contacto com o pino de corte de tempo. Este pino, quando forçado para dentro pelo relógio, faz contacto e fecha imediatamente o interrutor, permitindo que a corrente flua para os elementos de aquecimento. O período elétrico de vulcanização apenas com a ligeira variação de temperatura ocasionada pela criação e quebra do contacto, uma variação demasiado ligeira para ser notada no termómetro.

VULCANIZADOR EDSON

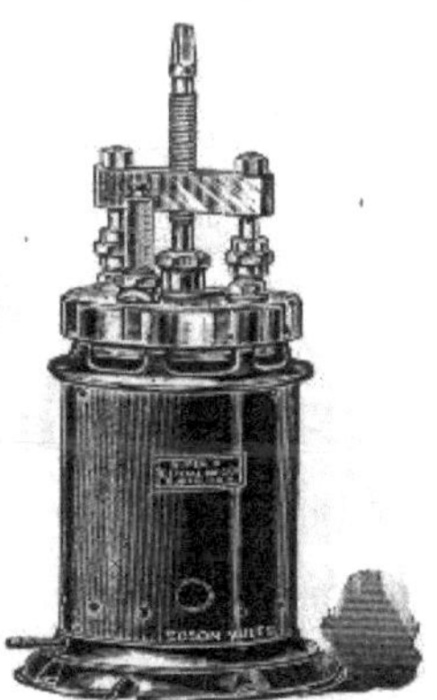

Esta é uma forma mais antiga de vulcanizador de tampa de rosca. Tem uma prensa de parafuso dentro da caldeira e é adequado tanto para borracha como para celuloide. Não é tão fácil de manusear como a variedade de barra transversal.

O VULCANIZADOR DE BARRAS CRUZADAS LEWIS

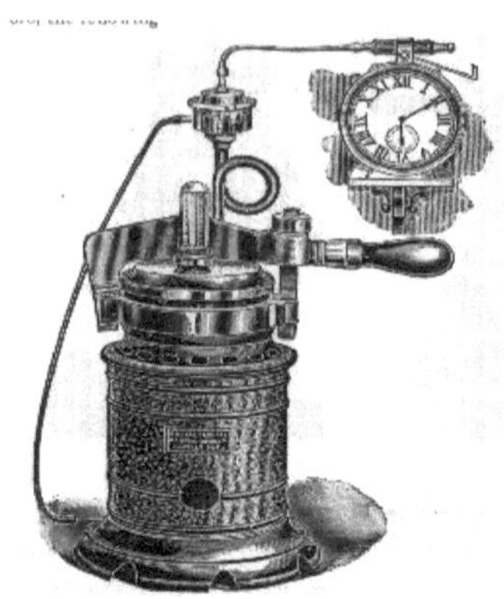

É um dos vulcanizadores mais fortes, seguros e cómodos do modelo de barra cruzada.

A caldeira é de cobre, laminada expressamente para este tipo de vulcanizador, e tem uma espessura invulgar. A tampa tem nervuras na parte inferior para resistir a qualquer tensão que possa ser exercida sobre ela. Esta tampa tem apenas dois orifícios, um para o banho de mercúrio, ao qual está ligado o termómetro, e outro para o coletor, que transporta a válvula de segurança, a descarga e o regulador de gás ou o medidor de vapor. O anel que envolve a caldeira é de aço fundido e, por conseguinte, de resistência dupla, para além dos orifícios destinados a aliviar a tensão da barra transversal e do parafuso, tem uma saliência em cauda de andorinha para a inserção de uma pega de elevação.

A barra transversal é feita de aço fundido e está perpendicular à barra principal e termina em saliências que se prendem sob as alças do anel; sobre as saliências há uma pequena nervura que impede que a barra saia da posição; a outra extremidade da barra transversal tem uma parte alargada para a receção do parafuso e é terminada por uma pega.

O vulcanizador é fechado por um parafuso suspenso numa ranhura na extremidade da barra transversal; o parafuso é esquadriado para impedir a rotação e está rodeado por uma mola com o objetivo de o desengatar dos olhais quando a porca é desapertada e de reter sempre o parafuso perpendicularmente e forçá-lo automaticamente.

O vulcanizador abre-se desapertando a porca do parafuso com a chave fornecida para o efeito. O parafuso é forçado para baixo através da ação da mola. O punho da barra transversal é agarrado e, com o polegar encostado à porca, é pressionado até que a parte inferior do parafuso se solte da argola, altura em que a barra pode ser levantada.

O VULCANIZADOR DE COMPENSAÇÃO DE NEVE

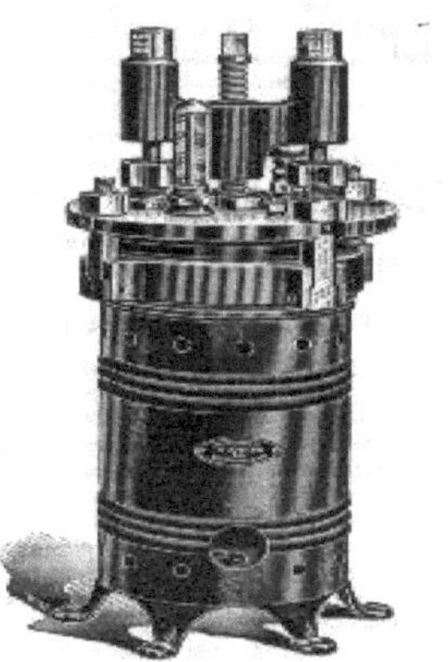

É uma forma modificada de Edson, na medida em que a tampa é aparafusada em vez de ser aparafusada, e também o estribo para prender os frascos à tampa tem molas capazes de exercer uma pressão de 800 libras. As molas enroladas são colocadas nas cabeças da forquilha, retirando-as do vapor e da água do vulcanizador e evitando assim a rápida destruição das molas que necessariamente ocorre quando fechadas no vulcanizador. As molas são indexadas de 100 a 800 libras. As molas permitem que o frasco esteja quase fechado, altura em que a pressão pode ser retirada e a borracha pode expandir-se sem sair do molde. Como o encolhimento começa com a união química da borracha e do enxofre (250°f) e à medida que o composto endurece gradualmente, a sua propriedade de seguir diminui gradualmente, portanto, a temperatura indicada pelo termómetro e pelo regulador de gás não deve exceder 270°f, ou 40 libras de pressão de vapor quando a pressão da mola de aproximadamente 500 libras é aplicada.

19. CONCLUSÃO

Cada instrumento é concebido para um determinado fim ou trabalho, sendo importante a seleção adequada de cada instrumento. A utilização de instrumentos afiados reduz o tempo e a quantidade de trabalho necessários para efetuar um determinado procedimento. É necessária uma utilização correta dos instrumentos para um determinado tipo de trabalho. A esterilização adequada dos instrumentos também evita a transferência de infecções do dentista para o doente e entre os doentes. Os instrumentos devem ser manuseados com cuidado para que possam durar muito tempo.

20.BIBLIOGRAFIA

1. A Quilino SA, Taylor TD.Prosthodontic Laboratory and curriculum survey III fixed prosthodontic laboratory survey, J Prosthet Dent 1984;52:879.
2. Incrustações, coroas e pontes em acrílico - Irwin Robert Levy.
3. Conselho da Associação Dentária Americana Materiais, instrumentos e equipamentos dentários: Biological effects of Nickel - containing dental alloys (Efeitos biológicos das ligas dentárias contendo níquel). J. Am Dent. Assoc.1982;104:501.
4. Associação Dentária Americana, Conselho de Materiais, Instrumentos e Equipamentos Dentários: Compatibilidade entre porcelana e liga metálica: critérios e métodos de teste. J Am dent Assoc.1981;102:71.
5. American Dental Association, Council on Dental Materials, Instruments and Equipment classificação e definição das ligas utilizadas para a fundição de substratos para facetas de porcelana ligas utilizadas para a fundição de substratos para facetas de porcelana. Jn. Am Dent. Assoc.1981;103: 755.
6. American Dental Association, Council on Dental Materials, Instruments and Equipment Biological effects of Nickel - containing dental alloys, J. Am Dent Associ. 1982;104:50.
7. Associação Dentária Americana: O Conselho de Investigação Dentária adopta normas para formas e dimensões de brocas de escavação e instrumentos diamantados. J.Am.Dent. Asso .1963;67 : 943.
8. Instituto Nacional Americano de Normalização: Brocas de escavação dentárias americanas, J.Am. Dental Association, 1982;104 : 887.
9. Uma avaliação dos articuladores e dos seus conceitos J. Prosthit . Dent.1963;873.
10. Uma introdução à oclusão funcional - Major M. Ash e P Ram F Jord.
11. Atkinson Cobb CM, Killoy WJ.A eficiência de um sistema abrasivo de pó de ar em superfícies radiculares in vitro. J. Periodontal1984,55 : 13 - 18.
12. Atlas de prótese de coroa e ponte -Lawrence A Weinberg.
13. BAGGA BSR et al. Contaminação da água dentária e de refrigeração com microrganismos orais e sua prevenção. J Am Dent Assoc1984; 109: 712-716.
14. Balbakow AZ. A barragem de borracha. Uma história de 100 anos J. AM ACAD. Folha de ouro. Opel. 196;8: 13.
15. Beck HD. Uma avaliação clínica do conceito de articulação de Alvon J. Prosth. Dent 1959; 409.
16. Beeman MM.Registos interoclusais exactos J.Prosthet. Dent1960; 10 : 620 - 630.
17. Belles Dm et al.Effect of metal design and technique on the marginal characteristics of the collarless metal ceramic restoration, J. Prosthet Dent 1991;65:611.
18. Berry Ea II , Eakle WS, Summit JB . Abrasão a ar, uma tecnologia antiga renascida. Compend Contin Education Dental 1999; 20(8): 751 - 759.
19. Berto Lotti Rl, Hurst V. Minimizando a corrosão de instrumentos dentários de aço-carbono durante a limpeza automática. Assoc. J 1979 : 7 : 40-3.

20. Berto Lotti Rl, Hurst.V. Inibição da corrosão durante a esterilização em autoclave de instrumentos dentários de aço-carbono J Am Dent Ass 1978; 97: 628-32.

21. Bond WW et al. Utilização eficaz de germicidas químicos líquidos em instrumentos médicos: Problemas de conceção de instrumentos. Em Block S.S. Editor: Disinfection, Sterilization and preservation ed 4, Philadelphia 1991, Lea & Febiges.

22. Boyde A. Efeitos do polimento a ar no esmalte, dentina e cimento. Brit Dent J 1984;156 : 289-291.

23. Brannstrom M.Dentinal and pulpal response:II application of an air stream to exposed dentine, short observation period, an experimental study. Ata Odontol Scand 1960;18:17.

24. Brecker C. (1961) Crowns. Preparação dos dentes e construção de restaurações de cobertura total Philadelphia, Saunders.

25. Eficácia de corte das brocas dentárias Bryton e Skinner em relação aos desenhos. J Dent Res 1954;33:993.

26. Bueton JF, et al. O efeito das moldeiras de impressão descartáveis e personalizadas na exatidão das impressões. J Dent 1989;17: 121.

27. Burch JG. Dez regras para o desenvolvimento de contornos de coroas em restaurações, Dent. Clin North Am 15:611, 1971

28. Burch JG, Miller JB.Avaliação dos contornos da coroa de um padrão de cera, J. Prosthet Dent 1973;30:454.

29. Cantwell KR, Aplin AW, Mahler DB.Caraterísticas da superfície da estrutura dentária após o corte com instrumentos rotativos. Dent . Prog 1960;1 (1) 42-46.

30. Charbeneau GT, Hellie GM, Determinação quantitativa da corrosão de instrumentos após vários procedimentos de autoclavagem J. Dent Res 1972: 51: 105.

31. Cochran MA, Miller CH, Sheldeake MA. A eficácia do dique de borracha como barreira à disseminação de microrganismos durante o tratamento dentário J Am Dent Assoc 1989;119: 141-144.

32. Dentisteria fixa contemporânea Stephen F. Rosenstiel, Martin F. Land e Junhei Fujimoto.

33. Contino. RM, Stullard M. Instrumentos essenciais para a obtenção de dados necessários ao diagnóstico funcional do dente humano. J. Prosthet . Dent 1957; 1 : 66.

34. Conselho de Materiais, Instrumentos e Equipamentos Dentários, Associação Dentária Americana: Sensibilidade relatada aos cimentos de ionómero de vidro. J. Am. Dent. Assoc.1984; 109: 476.

35. Conselho de Materiais, Instrumentos e Equipamentos Dentários: Revised ANSI/ADA specification no.4 for inlay wax, J. Am. Dent Asso.1984;108:88.

36. Curtis, DA, Wachtel HC.Limitações dos artuculadores semi-ajustáveis J. Prosthet Dent 1987;58 :569.

37. Daniel D. Colocação e manipulação da ponta de sucção: JADA 1973;26.

38. DE Vitre R, Galburt RB, Maness WJ.Comparação biométrica dos métodos de retração por broca e electrocirúrgico. J. Prosthet. Dent 1985;53: 179.

39. Retentores de ligação direta - Gerald Mclaughlin

40. Eames WB, MAC Namara JF.Avaliação da máquina de fundição quanto à capacidade de fundir margens nítidas. Operative Dent 1978;3:137.

41. Eames WB, Nale JC. Uma comparação da eficiência de corte de brocas de fissura acionadas a ar.J. Am Dent Assoc 1973;86 : 412-415.

42. Eames WB, Reder BS, Smith GA.Eficiência de corte das pedras de diamante: efeito das variáveis da técnica. Opel Dent 1977;2 (4) : 156-164.

43. Eames WB e Nales JL. Uma comparação da eficiência de corte de brocas de fissura acionadas a ar. JADA 1973;86:412-415.

44. Eichner MK, Schoen DM , Goldman M, Kronman JH.Effect of Protein and sodium hypochlorite on Endodontic instruments J . Endodont 1976 ; 2 : 335-8.

45. Eissmann MF, Rudd KD, Morroco KW. Dental laboratory procedures, fixed partial dentures, St. Louis, Mo, 1980, The Mosby Co.

46. Ernsmerce JB .Trabalho dentário em porcelana,.Br. J. Dent Sci 1900;43: 547.

47. Fundamentos de prótese de dentadura completa - Winkler Sheldon

48. Frentzen M, Koort HJ, Thiensiri I. Excimer Lasers in dentistry: future Possibilities with advanced technology, Quintessence In. 1992;23: 117 -133.

49. Fundamentos de prótese fixa - Herbert T. Shillingburg, Sumiya Hobo e Lowell .D. Whitsett.

50. Gorden GE, et al. O efeito da seleção da moldeira na precisão dos materiais de impressão elastométricos. J. Prosthet Dent 1990; 63:12.

51. Grajower R, Zeitchick A, Rajstein J. A eficiência de moagem das brocas de diamante, J. Prosthet Dent 1979;42 :422-428.

52. Gutierrez Jm, Gigour C, Sanhueza I. Deterioração física e química dos alargadores endodônticos durante a preparação mecânica. Oral. Surg. 1969, 28 : 394-403.

53. Hartley JL, Hudson DC.instrumentos rotativos modernos brocas e pontas de diamante, Dent Clin North 198;737.

54. Hartley JL, et al.Caraterísticas de corte das brocas dentárias, demonstradas por fotomicrografia de alta velocidade armed forces Med. J 197;8 (2) : 209.

55. Henry E. E. Influência dos factores de conceção no desempenho das brocas de cone invertido. JDR 1956;33:704.

56. Hobo. S, Shillingburg HT,Whitsett, CD.Seleção de articuladores para dentisteria de restauração, J. Prosth . Dent 1976;36 : 35.

57. Ingraham e Koser. Um atlas de procedimentos com folha de ouro e dique de borracha: Secção de Los Angles de dentisteria operatória. Faculdade de Medicina Dentária da Univ. da Califórnia do Sul, 1980.

58. Inlays, Crowns and Bridges - Um manual clínico por Colin. R. Cowell , Ivan Curson, George. F. Kantorowicy e David. S. Shovelton.

59. Organização Internacional de Normalização: Norma ISO 2157: dimensões do chumbo e do colo de brocas de formas designadas, Genebra, Suíça, 1972, Organização Internacional de Normalização.

60. Relatórios da Associação JADA: Recomendações de controlo de infecções para o consultório dentário e o laboratório dentário, J. Am Dent Assoc. 1988;116:241.

61. Laforgia PD,et al.Alteração da temperatura na câmara pulpar durante a preparação de uma coroa completa. J Prosthet dent 1991;65:56.

62. Lammie GA. Um estudo de algumas brocas diferentes de carboneto de tungsténio. Dental Records 1952;22:283.

63. Lammie GA.A comparison of cutting efficiency and heat production of tungsten carbide and steel burs. BDR 1951;231.

64. Leepee SH.Dentista e laboratório: uma relação de "amor-ódio". Dent Clin North Am 1979;23:87.

65. Leonard Dl, Charlton DG.Performance of high speed dental Handpieces, J Am Dent Assoc 1999;B0 : B01-B11.

66. Lundeen HC: Introdução à anatomia oclusal, Lexington, 1969, University of Kentucky Press.

67. MA Maizouk, AL Simonton, RD Gross. Dentisteria operatória - Teoria e prática modernas.

68. Malone WFP e Manning JL.Carries Control, Illinois State Dent J. 1967;36: 724.

69. Marzouk MA. Strong ME, Gross RD, Diemer R.Operative dentistry instruments and instrumentation. Pacote auto-instrucional, Universidade de Washington, Escola de Medicina Dentária, 1980.

70. Masahiro Kuwata - Atlas a cores da Ceramo - tecnologia dos metais.

71. Mclean JW. (1979) The science and Ast of Dental Ceramics Vol. I Chicago, Quintessence Pub. Co.

72. Merlands RE, et al.Formas, contornos e extensões de restaurações de cobertura total na reconstrução oclusal. Dent clin North Am 1962;6:147.

73. Morrant GA.Burs and rotary instruments : introduction of a new standard numbering system, Brit Dent J 1979;147 (4) : 97-98.

74. Morrant GA.Instrumentação dentária e lesão pulpar II. Considerações clínicas. J.Br. Endod soc 1977;10:55.

75. Mueller HJ. Técnicas de determinação da corrosão aplicadas a sistemas de soluções de irrigação de instrumentos endodônticos. J Endodont 1978 ; 4 : 12-6.

76. Murray MJ. Valor do dique de borracha em dentisteria operatória J. AM. ACAD. Operadores de folha de ouro 1960;3: 25.

77. Nelson RJ, Pelander CE , Kumpula JW: Peça de mão contra-ângulo com turbina hidráulica. J Am . Dent Assoc 1953; 47 :324-329.

78. Nucklec DB.Status report on rotary diamond instruments, council on dental materials and devices .J am Dent Assoc 1978; 97(2) : 233-235.

79. Oliet S, Sorin SM: inibição do efeito corrosivo do hipoclorito de sódio em instrumentos endodônticos de aço carbono. J Endo 1978 ; 4 : 12-6.

80. Olin PS, et al : Prática protética atual: um inquérito a um laboratório dentário.J. Prosthet Dent 1989;61:742.

81. Payne EV.Functional oclusal coax - up. JN Eissmann HF, et al.Dental laboratory procedures; Vol - 2 Fixed partial dentures, St. Louis, 1980, Mosby.

82. Perel ML.Contornos axiais da coroa, J. Prosthet Dent 1971;25: 642.

83. Peterson LG et al.O efeito de um instrumento abrasivo a jato nas superfícies radiculares Swed. Dent J 9 : 193-199 , 1985.

84. Peyton, Henry.The relationship between design and cutting efficiency of dental burs. JDR 1954;33: 281.

85. Peyton FA: Eficácia dos refrigerantes de água com instrumentos de corte rotativos. J Am Dent Assoc 1958; 56: 664-675.

86. Peyton FA: Temperature rise in teeth developed by rotating instruments, J Am Dent Asso 1955;50 : 629-630.

87. Powell GL et al. The presence and identification of organisms transmitted to dental laboratories, J.Prosthet Dent 1990;64: 235.

88. Roberts DH. A falha de retentores em próteses de ponte. Br. Dent. J. 1970;128:117 - 124.

89. Sawyer DR et al. Bacterial contamination of the high speed dental handpiece and the water it delivers .Virginia Dent J 1976;53 : 14-23.

90. Schuchard A e Watkins EC. Eficácia de corte de brocas de carboneto de tungsténio e pontas de diamante a velocidades de rotação ultraelevadas. JPD 1962;18:58 - 65.

91. Seghi RR. Efeitos da geometria do instrumento - necessariamente na avaliação colorimétrica de porcelanas dentárias J. Dent Res. 1990;69:1180.

92. Shillingburg HT, et al.Guide to Occlusal Waxing, Chicago, 1979, Quintessence publishing

93. Skinner E. Temperature rise in teeth developed by rotary instruments JADA , 1955;50: 629.

94. Sockwell CL.Dental handpieces and rotary cutting instruments, Dent Clin North Am 1971;15 (1): 219-244.

95. Standy HR e Sweidlow H. Reação da polpa humana à preparação da cavidade: resultados produzidos por oito diferentes técnicas operatórias de trituração JADA 199;58: 49 - 59.

96. Standy HR e Swerdlow H. Reação da polpa humana à preparação da cavidade: resultados produzidos por oito diferentes técnicas operatórias de trituração. JADA 1959;58: 49 - 59.

97. STEIN RS, KUWATA M: Um dentista e um técnico de prótese dentária analisam os actuais procedimentos com ceramo - metal, Dent Clin North Am 21 : 729, 1979

98. Taylor DE, Perkins RR , Kumpula JW.Ccaracterísticas de algumas peças de mão de turbina de ar J Am Dent Assoc 1962;64 : 794-805.

99. Livro de texto de dentaduras completas por Arthus. O. Rahn, Charles M. Heartwell.

100. O texto americano - livro de dentisteria protética, L.Pierce Anthony.

101. O efeito do electropolimento nas margens não protegidas de peças fundidas em ouro. Tese, Northwestern University - 1969.

102. Thomas PK: Syllabus on full mouth coaxing technique for rehabilitation, San Diego, 1967, Serviço de impressão instantânea.

103. Preparação de coroas de três quartos e sua construção: F. Engel

104. Tylman's Theory and practice of fixed prosthodontics (Teoria e prática da prótese fixa). W.F.P. Malone, D.L. Koth E. Cavazos, Jr. D.A. Kaisier e S.M. Morgano

105. Departamento de saúde e serviços humanos dos EUA, serviço de saúde pública: Práticas de controlo de infecções recomendadas para a medicina dentária. MMWR 1986;35:237.

106. Wirz. J et al: Light polymerized materials for custom impression trays, Int. J. Prosthodont. 1990;3:64.

107. Zakariasen Kl, Mac - Donald R, Boran T. Spotlight on lasers - a look at potential benefits , J Am Dent Asso 199;122 : 58-62.

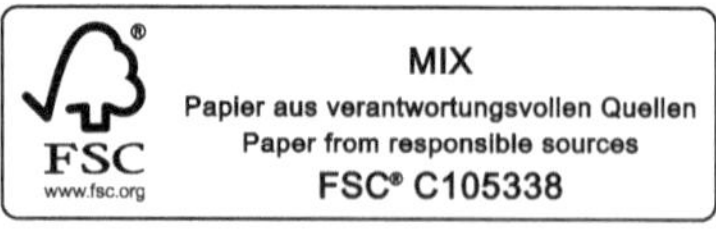

Printed by Books on Demand GmbH, Norderstedt / Germany